Fachbücher für den
pharmazeutisch-technischen Assistenten

Gisela Wurm

KLEINE GIFTKUNDE

2., überarbeitete Auflage

Govi-Verlag GmbH · Pharmazeutischer Verlag · Frankfurt am Main

2., überarbeitete Auflage 1982

ISBN 3-7741-9853-5

Satz: DFW-Verlags-GmbH, 6367 Karben 4
Druck: Lengericher Handelsdruckerei, 4540 Lengerich/Westf.

Printed in Germany

Gisela Wurm

Kleine Giftkunde

Vorwort

Stoffe werden durch Unwissenheit und Unachtsamkeit der mit ihnen konfrontierten Menschen zu Giften.

Im Giftkundeunterricht soll der pharmazeutisch-technische Assistent allgemeines Wissen erwerben, wie es jeder Bürger im alltäglichen Umgang mit gefährlichen Substanzen zur Vermeidung von Schäden benötigt. Darüberhinaus braucht er Kenntnisse über die Gifte, mit denen er arbeitet. Weiterhin muß er bei der Angabe von gesundheitsschädlichen Stoffen dem Erwerber Anwendungsvorschriften und Schutzmöglichkeiten erläutern können. Auch wird von ihm die Beherrschung der giftrechtlichen Bestimmungen erwartet. Schließlich soll der PTA für den Vergiftungsfall die Ersten-Hilfe-Maßnahmen beherrschen und das Warenlager der Antidote pflegen.

Diese unterschiedlichen Gebiete versuchte ich in einen Zusammenhang zu bringen und die korrekten Erkenntnisse in gut verständlicher Form lesbar darzustellen. Ich hoffe, daß die Art der Zubereitung dem fächerübergreifendem Unterricht dient.

Den Mitarbeitern des Govi-Verlages danke ich für die verständnisvolle Zusammenarbeit. Mein besonderer Dank gilt Herrn Apotheker Dr. M. Horstmann, Münster, für das Lesen der Korrektur. Ich bedanke mich bei Frau Chr. Küper für das Schreiben des Manuskriptes.

Gelsenkirchen, im Oktober 1980

Gisela Wurm

Vorwort zur 2. Auflage

In der 2. Auflage wurde der Stoff an neuere Erkenntnisse angepaßt. Die Konzeption des Buches blieb unverändert. Allgemeine Grundlagen der Giftwirkungen stehen voran. Relativ häufig vorkommende Giftstoffe werden in etwa nach chemischen Gesichtspunkten geordnet besprochen, ebenso die oft daraus resultierenden Erste-Hilfe-Maßnahmen. Die Behandlungsmöglichkeiten und die Antidote sind darüber hinaus in eigenen Kapiteln zusammengefaßt. Gesetzliche Grundlagen bilden den Abschluß.

Das Gebiet der Giftkunde greift damit in mehrere Fächer ein. Es wurde versucht, dies pädagogisch zu nutzen und mit der Vermittlung toxikologischen Grundwissens eine kleine Wiederholung für die verschiedenen Stoffgebiete einzubauen und einmal unter anderen Gesichtspunkten Verbindungen aufzuzeigen. So stellt die Erarbeitung dieses Nebenfaches eine sinnvolle Ergänzung für die gesamte Ausbildung des PTA dar.

Bei den Mitarbeitern des Govi-Verlages bedanke ich mich wiederum für Verständnis und Hilfe.

Gelsenkirchen, im September 1982 *Gisela Wurm*

Inhaltsverzeichnis

1. Einführung in Grundlagen der allgemeinen Giftkunde

1.1 Definition des Begriffes Gift

Gift – das Wort erweckt Assoziationen an die Lektüre der Schulzeit.

Das Pfeilgift der Indianer, die Arsenikpulver der Madame Scuderi und der Giftbecher des Sokrates führten zu Tode oder jedenfalls bis zum Rande des Grabes. Heute noch sind Gifte für den Laien Stoffe, die in kleinsten Mengen tödlich wirken. Sie sind ein historisches Phänomen, das Schriftsteller aller Zeiten zu mehr oder weniger detaillierten und schauerlichen Schilderungen ihrer Wirkungen reizte.

Als Gottesurteil wurden Gifte in afrikanischen Kulturen einem Angeschuldigten als Trunk verabreicht. Erbrach er, galt er als gerechtfertigt. An zu Tode Verurteilten wurden im Altertum und Mittelalter Gegengifte erprobt. Mithridates der Sechste entwickelte in solchen Humanversuchen ein Universalantidot, das angeblich vielen Giften entgegenwirkte und nach ihm Mithridaticum benannt und jahrhundertelang angewendet wurde.

Von altersher war bekannt, daß Gifte pflanzlichen, tierischen oder mineralischen Ursprungs sein können. Vom Metalloid Arsen berichtet schon Aristoteles. Pfeilgifte werden aus lianenartigen Urwaldgewächsen gewonnen, Sokrates trank unfreiwillig Schierlingssaft und Kleopatra legte freiwillig die Schlange an den Busen. Die Schlange, dieses blitzschnelle unheimlich-tötende Tier, häutete sich später zum Sinnbild des Lebens und der Klugheit: der griechische Heilgott Asklepios wurde mit einer Schlange gezeigt. Noch heute stellt der Aeskulapstab das Symbol der Ärzte dar. Die Schlange über der Arzneischale im gotischen A wurde zum Wahrzeichen der Deutschen Apotheke. Mit der Tendenz zur wissenschaftlichen Betrachtungsweise erhielt der Apotheker während der Aufklärung den Beinamen Giftmischer, der weniger eine sanfte Kritik an seiner Person als an seinen Produkten bildete. Die Mystifizierung der Arzneimittel wich der naturwissenschaftlichen Beobachtung. In gewissen Fällen wurden die giftigen Wirkungen und Nebenwirkungen von Arzneistoffen erkannt.

Wie nahe hier gut und böse beieinander liegen, ist bereits altes Volkswissen, erkennbar am gleichen Etymon. Der Name Gift bedeutete im Althochdeutschen nichts weiter als das Geben, die Gabe. Eine Mitgift ist ein Geschenk, eine Arzneigabe soll heilbringend sein. Erst verhüllt gewinnt dieses Wort tödliche Bedeutung. Lateinisch heißt geben = dare (griech. didónai). Die zugemessene Arzneigabe wird daraus zur Dosis. Nur ein richtig dosierter Stoff kann heilende Wirkung besitzen.

> „All Dinge sind Gift und nichts ohne Gift, allein die Dosis macht, daß ein Ding kein Gift ist", formulierte Paracelsus und kommt der heutigen Giftdefinition schon sehr nahe.

Curare, die Pfeilgifte des Amazonasgebietes verbessern als muskelerschlaffende Mittel die moderne schonende Narkose. Sie zeigen wie viele Stoffe Arznei- und Giftwirkung zugleich. Die letzte preußische Apothekenbetriebsordnung verlangte die Lagerung der stark wirksamen „sehr vorsichtig aufzubewahrenden" Arzneimittel in einem doppelt verschlossenen Schrank mit der lateinischen Aufschrift Venena, das heißt zu deutsch Gift. Im sogenannten Giftschrank wurden also Arzneimittel aufgehoben. Nur durch die sachgemäße Verarbeitung und Anwendung wird ein gefährlicher Stoff zum Arzneimittel. Die gleiche Substanz kann zu anderen Zwecken überwiegend technischer Art bei unbeabsichtigter oder beabsichtigte Kontamination bei Mensch und Tier Gesundheitsschäden auslösen: Vergiftungen. In der Regel handelt es sich um einen chemisch genau definierten Stoff.

Krankheitserreger werden deswegen heute nur im weiteren Sinne als Gifte angesehen; obgleich einige mikrobiell gebildete unbelebte Stoffe als Toxine (Gifte) Ursache wichtiger Lebensmittelvergiftungen sein können. Wie schwierig die Abgrenzung ist, zeigt die wörtliche Übersetzung des Wortes Virus, das ebenfalls Gift bedeutet. Problematisch schillert der Begriff Genußgifte. Hierzu zählen Kaffee und auch Zigaretten; Alkohol könnte gleichfalls als Rauschgift klassifiziert werden. Selbst Nahrungsbestandteile wie Vitamine, Aminosäuren oder sogar reines Wasser wirken gegebenenfalls in unphysiologischer Anwendung oder Dosierung schädlich. Die Definition des Begriffes Gift kann folglich nur großzügig vorgenommen werden:

Ein Gift ist ein Stoff, der den Benutzer schädigt

Allerdings werden in der Regel nur solche Substanzen mit besonderer Vorsicht gehandhabt, die eine relativ große Gefahr bedeuten, also in kleinsten Mengen gefährlich wirken. Auch die Aufsicht des Staates beschränkt sich auf riskante Substanzen. Sie werden in Verordnungen der Länder über den Handel mit Giften in einer Positivliste erfaßt.

Gift im Sinne dieser Verordnung sind alle Stoffe, die in der Anlage I genannt sind

Ausgenommen sind ausdrücklich Arzneimittel. In einigen noch älteren Giftverordnungen (GV) sind Gifte nach abnehmender Schädlichkeit in Abt. 1, 2 und 3 eingeteilt. Andere Bundesländer erließen in Anlehnung an die EG-Richtlinie über den Umgang mit Giften neue Verordnungen, die giftige, ätzende, gesundheitsschädliche und reizende Stoffe unterscheiden.

1.2 Giftwirkung

Jede Giftwirkung ist von der Natur des Giftes, der zugeführten Menge, dem Einwirkungsort und der Anwendungsform abhängig. Die Verteilung im Organismus und die Eliminierung folgen in der Regel aus diesen Kriterien. Schließlich spielt die individuelle Giftempfindlichkeit eine Rolle.

1.2.1 Grenzwerte, Aufnahme, Resorption, Verteilung

Eine für alle Menschen gültige krankmachende oder tödliche Dosis kann für Gifte nicht präzisiert werden. Die **Letaldosen** errechnen sich für einen Erwachsenen von 60 kg und sind ebenso wie die Maximaldosen des Arzneibuches Anhaltswerte. Im Falle der Arzneistoffe besitzen sie juristische Bedeutung. Aus Gründen der Zweckmäßigkeit kann auf Richtwerte nicht verzichtet werden, so geben die Höchstdosen dem Apotheker eine Vorschrift zur Verhütung der Abgabe irrtümlich zu hoher Dosen. **Auch die LD 50** läßt Rückschlüsse auf die Gefährlichkeit einer Fremdsubstanz zu. Die Letale Dosis 50 gibt die Menge einer Substanz an, bei der 50 % der Versuchsobjekte nach Verbringen in den Magen oder auf die Haut sterben. Sie wird in mg/kg Körpergewicht geschrieben. Die Tierart, an der sie ermittelt wurde, und die Applikationsform werden angeführt. **Die LC 50** bezeichnet die mittlere tödliche Konzentration eines Stoffes, die nach Aufnahme über die Atemwege die Hälfte der Versuchstiere tötet. Sie wird in ml/l Luft pro 4 Stunden ausgedrückt und an der Ratte bestimmt (Chemikalien-Gesetz).

Für die Begrenzung gesundheitsschädlicher Arbeitsstoffe stellt eine Kommission der Deutschen Forschungsgemeinschaft die **MAK-Werte** auf = **Maximale Arbeitsplatz Konzentration**. Sie geben die durchschnittlichen Konzentrationen von gefährlichen Stoffen an, die einen arbeitenden Menschen bei Einwirkung von täglich 8 Stunden über Jahre hinaus gesundheitlich in der Regel nicht beeinträchtigen. Sie gelten am Arbeitsplatz, im geschlossenen Raum! Für Umweltschadstoffe im Freien wurden Listen der **MIK-Werte** (maximale Immissionskonzentration) veröffentlicht, die Mensch, Tier und Pflanze über Jahre hinaus nicht schädigen dürfen. Der MIK_D-Wert gilt für dauernde Einwirkung, er darf für täglich 30 Min. durch den MIK_K überschritten werden. Die MAK- und MIK-Werte werden ausgedrückt

bei Gasen und Dämpfen in ppm (parts per million)	ml/m^3 Luft
bei Schwebstoffen in Staub und Rauch	mg/m^3 Luft

Die MIK und MAK liegen unterhalb der Wirkungsschwelle, es sind Toleranzwerte. Für Karzinogene sind sie gestrichen, da für krebsauslösende Stoffe keine Schwellenkonzentrationen bekannt sind. Sie besitzen in kleinsten Mengen Langzeitwirkung. Beschäftigte sollen mit krebsauslösenden Substanzen nicht kontaminiert werden. Karzinogene gehören zu den c·t- (Konzentration mal Zeit)-Giften. Kleine ungefährliche Einzeldosen wirken auf die Dauer der Zeit. Soweit auf diese Stoffe nicht verzichtet werden kann, gilt die TRK (Technische Richtkonzentration).

Beispiele:	Coniin (Alkaloid des Schierlings)		LD 0,5 g
	Arsenik		MAK 0,05 mg/m^3
	Arsenik	mittlere	LD 0,15 g
	Arsenik		LD_{50} 0,02 g/kg Ratte oral

MAK-Werte regeln die „äußere Belastung" von Schadstoffen. Sie gelten für große Personengruppen und berücksichtigen nicht die spezifischen Empfindlichkeiten des einzelnen. Um die Grenzwerte der „inneren Belastung" verschieden reagierender Menschen zu erfassen, werden für schädliche Substanzen die BAT-Werte (Biologische-Arbeitsstoff-Toleranz) vorgeschlagen. Sie sollen im biologischen Material, wie im Blut und Urin, überprüft werden.

Die angegebenen Letaldosen gelten für die einmalige Aufnahme eines Giftes. Bei Ätzgiften ist die Konzentration bzw. der pH-Wert entscheidend. Nur eine stärkere Salzsäure ätzt, eine sehr verdünnte wird gegebenenfalls zur oralen Einnahme verordnet.

Je nach dem Kontaktort gelangen Gifte meistens

1. – pulmonal (über die Lunge)
2. – gastrointestinal (durch den Magendarmtrakt)
3. – cutan (durch die Haut)

zur Resorption.

1. Für **Inhalationsgifte,** die durch Einatmen wirken, gilt es, das Produkt aus Konzentration und Einwirkungszeit zu erfassen. Sie unterliegen in der Regel nicht der Verstoffwechslung.

Auch die *Tröpfchengröße* eines Aerosols oder Nebels und die *Teilchengröße* eines Feststoffes im Rauch, Staub oder einem Aerosol haben Einfluß auf die Giftwirkung. Partikel unter 1 μm schweben im Luftstrom der Atemluft und werden großenteils ausgeatmet. Teilchen etwa über 10 μm hingegen werden teilweise von den Wimperepithelien der Nase, Luftröhre und den großen Bronchien abgefangen und rückwärts transportiert. Nur Stoffe in passender Größe und Form gelangen auf das Alveolarepithel und werden dort relativ rasch resorbiert, da die Oberfläche des Epithels sehr groß und gut durchblutet ist. Am leichtesten werden Gase durch Einatmen resorbiert.

2. Viele Gifte gelangen **enteral** zur **Resorption.** Teilweise werden lipoidlösliche Stoffe bereits im Magen aufgenommen, Voraussetzung ist weiterhin die gelöste Form. Beide Bedingungen erfüllt Alkohol, der durch Resorption im Magen bekanntlich

rasch seine Wirkung entfaltet. Auch organische Säuren sind oft etwas wasserlöslich, sie sind gleichzeitig im sauren Bereich des Magens undissoziiert, daher schwach lipophil, sie werden also in der Regel im Magen resorbiert. Das trifft für Salicylsäure zu. Sehr lipophile Stoffe sind unlöslich, sie können nicht im Magen aufgenommen werden. Vor der Resorption müssen sie im Dünndarm solubilisiert werden wie beispielsweise die chlorierten Kohlenwasserstoffe. Der Dünndarm ist das Hauptresorptionsorgan des Gastro-Intestinaltraktes. Ebenfalls werden Basen dort aufgenommen, wie einige Alkaloide, die bei höherem pH-Wert weniger dissoziiert und dann lipophil und resorbierbar werden. Stark dissoziierte Stoffe, wie anorganische Ionen, werden generell schlechter resorbiert.

Stoffe können einem Lebewesen unter Umgehung der Magendarmpassage = **parenteral** zugeführt werden. Eine solche Applikation in das Körperinnere wird bei Arzneimitteln durch Injektionen und Infusionen vorgenommen. Für Gifte ist diese Form der Beibringung ungewöhnlich. Aus Käfigen entwichene Raubtiere werden gelegentlich durch Strychnin- oder Nicotingeschosse gelähmt. Die schon erwähnten Pfeilgifte des Amazonasgebietes wirken ebenfalls subcutan und zwar ausschließlich unter Umgehung des Gastro-Intestinaltraktes. Da Curare im Magen – Darm nur langsam resorbiert und sehr schnell ausgeschieden wird, ist es oral zugeführt unwirksam bzw. ungiftig. Mit Curare gejagte Tiere eigenen sich zum Verzehr!

3. Die **Haut** ist gleichfalls ein Resorptionsorgan, das für die Anwendung der *Kontaktgifte* zur Schädlingsbekämpfung genutzt wird. Die physiologischen Bedingungen der verschiedenen Schädlinge sind sehr unterschiedlich. Die Chitinhülle der Insekten ist bei Berührung für chlorierte Kohlenwasserstoffe, z. B. DDT, aber auch Alkylphosphate, besonders gut durchlässig. Die gesunde menschliche Haut läßt lipophile Stoffe leicht penetrieren. So sind z. B. Nitroverbindungen, aromatische Amine oder giftige organische Lösungsmittel vorsichtig zu handhaben. Lippenstifte dürfen keine Anilinfarbstoffe enthalten! Für hydrophile Stoffe ist die Haut schlecht permeabel, jedoch schleppen die Wasseranteile von Emulsionen u. U. hydrophile Stoffe mit, die ebenfalls die verletzte Haut passieren können.

Nach der Resorption verteilt sich ein Fremdstoff durch Diffusion in den verschiedenen Kompartimenten des Körpers. Durch diese **Distribution** gelangt er zum Wirkort. Für die Wirkung ist die Konzentration am Wirkort ausschlaggebend. Sie ergibt sich aus den zuführenden Vorgängen: der **Invasion** einerseits und aus konzentrationsmindernden: der **Evasion** andererseits. Zur Evasion oder Elimination zählen Biotransformation und Ausscheidung.

Kompartimente sind physiologisch einheitliche Verteilungsräume wie Magendarmtrakt, Blut, Gewebsflüssigkeit, Zelle, Zellorganellen. Die einzelnen Räume sind durch Membranen voneinander getrennt, die den Diffussionsprozeß behindern.

Biologische Membranen bestehen aus Lipiddoppelschichten, die für lipophile Substanzen gut durchlässig sind. Hydrophile Stoffe geringer Molekülgröße können durch sogenannte Poren, die aus verschiedenen Proteinen geknäult sind und auch Kanäle heißen, prozentual geringer passieren. Die Membranen besitzen deshalb einen Siebeffekt, der die Konzentration der transportierten Stoffe ändert.

Das Verhältnis der Lipidfläche zur Porenfläche bestimmt bei den verschiedenen Membrantypen deren Durchlässigkeit. Die *Blut-Hirnschranke* besitzt nur sehr wenige oder gar keine Poren und ist deshalb eine Barriere für hydrophile Stoffe. Die Membranen zwischen *Blut und Leber* und ebenso zwischen *Blut und Placenta* haben einen hohen Porenanteil, deshalb ist die Permeation hydro- und lipophiler Substanzen gleich gut.

Gifte mit ausgeprägten lipophilen Eigenschaften wie organische Lösungsmittel sind allgemein ZNS-Gifte. Aethanol und Nicotin sind sowohl lipophil und hydrophil und gelangen leicht durch die Placenta in den Foetus, ebenso werden sie mit der Muttermilch dem Säugling zugeführt.

Die geschilderte *Permeation* erfolgt durch das Konzentrationsgefälle beidseits der Membranen und wird als passiver Transport bezeichnet. Der aktive Transport spielt eine geringere Rolle, er benötigt Transportvermittler = **carrier** und in der Regel Stoffwechselenergie.

Seifen und Detergentien führen innerlich zu Membranschädigungen. Bekannt ist die Hämolyse, die Auflösung der Erythrocytenmembran durch die Saponine der versehentlich intravenös injiziierten Digitalispräparate.

Weg eines Fremdstoffes

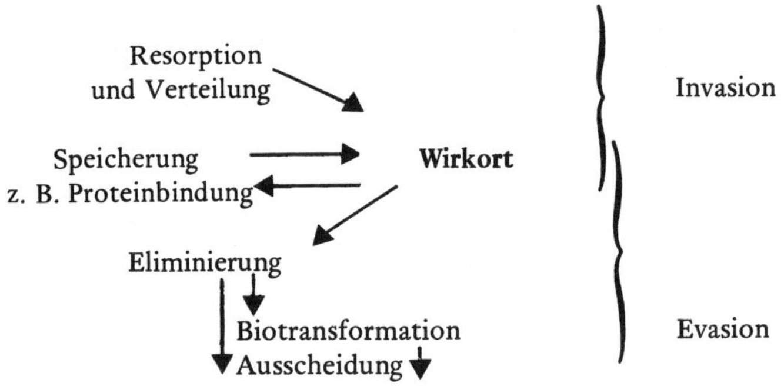

1.2.2 Speicherung, Umbau, Ausscheidung

Die Konzentration eines Fremdstoffes in einem Kompartiment kann sich durch Bindung an Eiweiße verringern. **Protein-Gift-Komplexe** stellen Depotformen dar, aus denen bei Konzentrationserniedrigung des gelösten Giftes wieder Gift abgegeben werden kann. Eine Zweit- oder Drittsubstanz kann das erste Gift aus seiner Bindung verdrängen. So führt die Speicherung an Plasma- oder Gewebsproteine mitunter zu ungewissen Konzentrationsabläufen im Organismus. Auch Knochengewebe können Gifte speichern, Blei und Strontium verdrängen z. B. das dort gebundene Calcium. Ausgeprägt liphophile Fremdstoffe mit geringer Neigung zur Biotransformation zeigen eine starke Affinität zu Fettgeweben, in denen sie sich anreichern. Durch plötzliche Entspeicherung können toxische Konzentrationen im Blut entstehen, wie dies für DDT bei beabsichtigten oder unbeabsichtigten Abmagerungskuren beschrieben wurde.

Vielfach findet vor der eigentlichen Ausscheidung ein Umbau durch Einwirkung von Enzymen statt: die **Biotransformation**. Für Fremdstoffe gibt es einige besondere Enzymsysteme, meist greifen die Katalysatoren des körpereigenen Stoffwechsels ein. Die Folge sind keineswegs immer Entgiftungsreaktionen, es können gleichfalls in Giftungsreaktionen stärker toxische Stoffe entstehen.

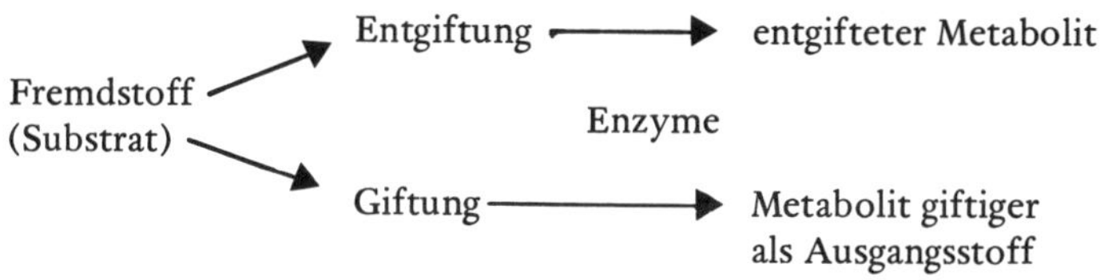

Metabolische Reaktionen werden eingeteilt in:

1. strukturverändernde Reaktionen, die vielfach nur den ersten Schritt bilden, zu unter Umständen aktiveren Produkten. Es finden Hydrolysen, Oxidationen, Reduktionen statt, (Phase I-Reaktionen).

2. aufbauende Reaktionen u. a. mit Glukuronsäure, Schwefelsäure, Essigsäure, Aminosäuren in meist inaktive, wasserlösliche Konjugate, (Phase II-Reaktionen).

Fremdstoffe werden oftmals zu verschiedenen Metaboliten biotransformiert und oft auf mehrere Weisen ausgeschieden. Für die Wirkung ist der biologische Umbau, wie bereits gesagt, von großer Bedeutung.

Selbst chemisch nahe Verwandte können durch abweichende Wege der Biotransformation ein unterschiedliches Risiko für den Benutzer bilden.

Das *Toluol* ist das erste Homolog des Benzols. Es ist durch die zusätzliche Methylgruppe im Vergleich zum Benzol relativ ungefährlich. Es wird an der Seitenkette zunächst zu Benzoesäure oxidiert und dann mit Glycin zu harnfähiger Hippursäure konjugiert. (Hippursäure wurde von Liebig aus dem Pferdeharn isoliert, hippos = Pferd, uron = Harn).

Biotransformation des Benzols

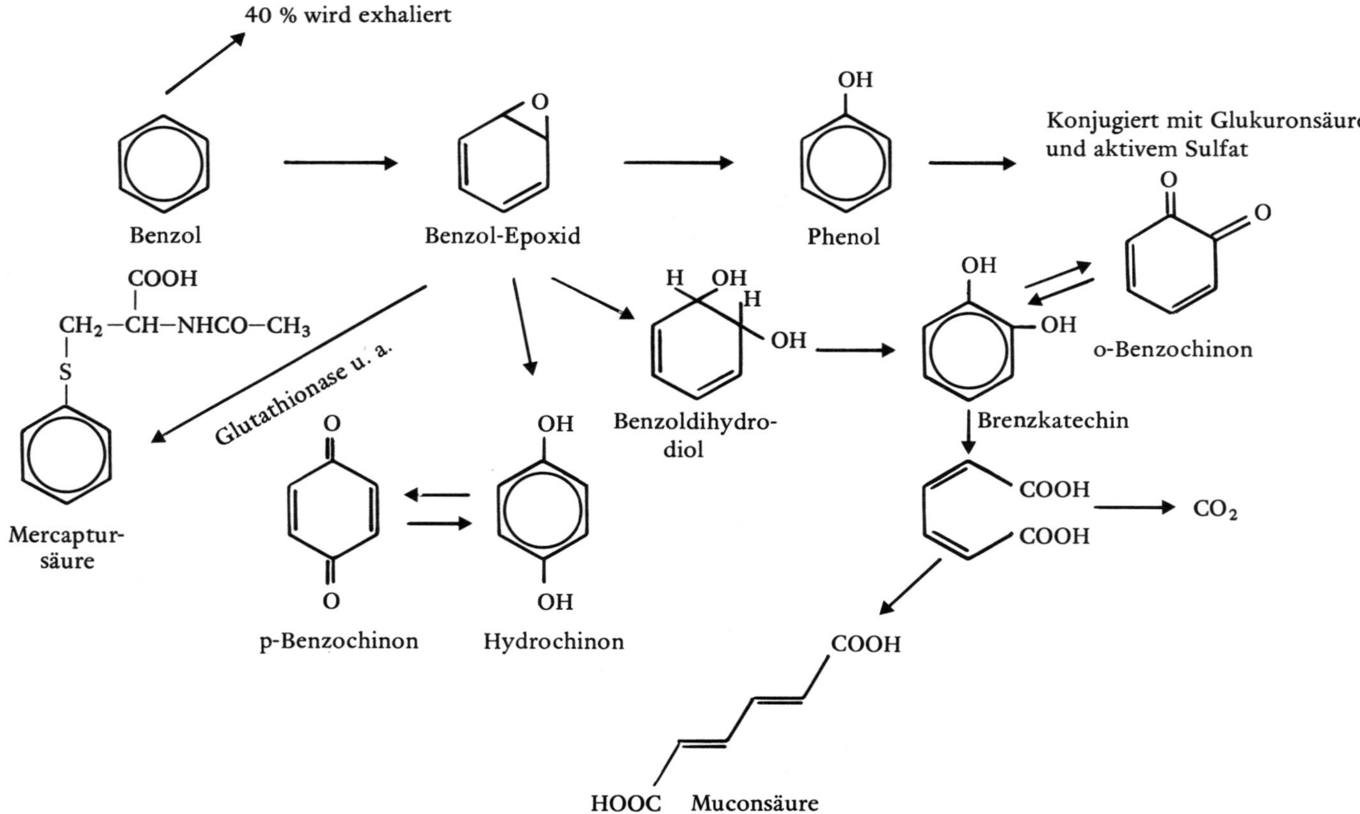

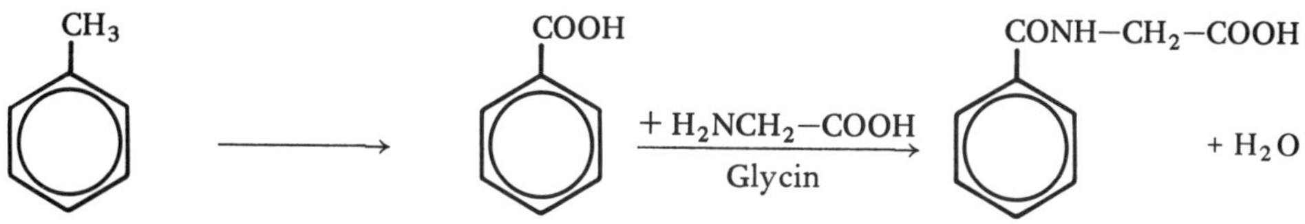

Toluol
20 % werden
ausgeatmet

Benzoesäure

Hippursäure

Benzol wird dagegen wegen einiger Zwischenprodukte der Biotransformation als toxisch und karzinogen gefürchtet.

Besonders wird das Epoxid für die knochenmarksschädigende Wirkung verantwortlich gemacht. Durch Einfluß einer Monooxygenase wird ein Sauerstoffatom direkt am aromatischen Ring unter Änderung der Bindungsverhältnisse addiert. Auch andere Enzyme greifen bei der Biotransformation des Benzols ein, es laufen strukturverändernde und aufbauende Reaktionen ab.

Analog bilden andere Aromaten toxische Epoxide am aromatischen Ring. An unverzweigten Seitenketten werden Fremdstoffe in der Regel schneller und leichter oxidiert. Wie bei Toluol gezeigt, entstehen dann meistens entgiftete Metaboliten.

Toluol hat einen MAK-Wert von 200 ppm, Benzol hatte einen solchen von 10 ppm, der gestrichen wurde, da Benzol als karzinogen gilt.

Wie bereits gesagt, laufen zuführende und abgebende Vorgänge, Invasion und Evasion, im Organismus gleichzeitig ab. Die Zeitdauer, für die ein Gift im Körper verbleibt, resultiert aus der Geschwindigkeit dieses Fließgeschehens. Sie wird variiert durch Stoffeigenschaften, die möglichen Applikationsformen, die unterschiedliche Verteilung in den einzelnen Kompartimenten, die Aktivität der umbauenden Enzyme und die Nierentätigkeit.

Fremdstoffe besitzen eine charakteristische **Halbwertszeit**, das ist die Zeit, in der die Konzentration der Substanz auf die Hälfte des ursprünglichen Wertes abgesunken ist. Meist wird die Plasmakonzentration gemessen und als Plasmahalbwertzeit angegeben. Stoffe mit hydrophilen Eigenschaften oder solche, die rasch zu wasserlöslichen Metaboliten umgebaut werden, zeigen kurze Halbwertszeiten. Lipophile Substanzen, die nur langsam oder schwer umgewandelt werden, haben lange Halbwertszeiten.

Nieren und Darm sind die wichtigsten Ausscheidungsorgane. Die Wahl des Weges ergibt sich u. a. aus dem Ionisierungsgrad des Fremdstoffes unter den herrschenden pH-Bedingungen bzw. der Polarität, der chemischen Struktur und der Molekülgröße.

Nur wenige Fremdsubstanzen werden direkt in das Darmlumen exkretiert. Schwermetalle und quartäre Ammoniumverbindungen gehören zu diesen Ausnahmen. Überwiegend werden Fremdstoffe an den Darm mit der Galle = **biliär** abgegeben, häufig als Glucuronide oder nach Konjugation mit Glutathion. Sie müssen durch diese aufbauenden Reaktionen die für die Gallengängigkeit notwendigen polaren Eigenschaften und ein höheres Molekulargewicht erreichen. Im allgemeinen werden Stoffe mit einem Molekulargewicht unter 300 bevorzugt renal und solche mit einem Molekulargewicht über 400 überwiegend biliär ausgeschieden. Für die in der Größe dazwischen liegenden Substanzen stehen beide Wege offen. Unter dem Einfluß der Darmbakterien können Konjugate hydrolysiert werden, verlieren ihre ausgeprägtere Hydrophile und werden als lipoidlösliche Stoffe erneut im Darm resorbiert: **Enterohepatischer Kreislauf.**

Auch während der **renalen Exkretion** muß mit einer Rückresorption der Fremdstoffe gerechnet werden, falls lipophile Stoffe aus den wasserlöslichen Konjugaten freigesetzt werden. Das kann noch bei längerer Verweildauer in der Blase erfolgen. So entsteht eventuell bei entsprechenden Verbindungen Blasenkrebs.

Prozentual gering ist die Ausscheidung durch Abatmen = **Exhalation** und über die Haut. Zu bedenken ist der Übergang in die Muttermilch. Der Säugling kann u. a. durch Alkohol, Nikotin und Barbiturate geschädigt werden. Jeder Verbraucher nimmt die in der Trinkmilch erscheinenden Antibiotica zu sich und erwirbt sich gegebenenfalls Allergien.

Die verschiedenen Arten der Exkretion sind fast unabhängig von der Applikationsform.

1.2.3 Individuelle Giftempfindlichkeit

Die Überschrift verbietet eine erschöpfende Ausführung des Themas. Jeder Mensch reagiert auf Noxen und Toxika unterschiedlich. Den „normalen Menschen" gibt es nicht. Er errechnet sich statistisch. Nur für den Durchschnitt sind Verallgemeinerungen zulässig.

Der Verlauf einer Vergiftung wird u. a. mitbestimmt durch:

> das Lebensalter, das Geschlecht, die Konstitution, die Ernährungslage, den Gesundheitszustand, das Klima, die Tageszeit, die physische oder psychische Belastung und Belastbarkeit, die gleichzeitige Einwirkung weiterer Fremdstoffe.

Kinder und alte Menschen reagieren auf Fremdstoffe im Vergleich zu Erwachsenen in der Lebensmitte recht unterschiedlich. Keineswegs sind die Maximaldosen pro kg Körpergewicht umzurechnen. Für Arzneimittel gibt es deshalb eigene pädiatrische Dosistabellen und für den Vergiftungsfall spezialisierte Informations- und Behandlungszentren. Säuglinge sind noch enzymschwach und können weniger durch Entgiftungsreaktionen biotransformieren, wie das z. B. für Morphin angegeben wird. Ein bis zwei Tropfen Opiumtinktur auf der Haut verrieben können für einen Säugling bereits tödlich sein. Zu fürchten sind *Methämoglobinbildner*, da noch nicht genügend Methämoglobinreduktase zur Verfügung steht. Auch die Proteinbindung ist geringer.

Alte Menschen zeigen variierte Resorptionsverhältnisse an den veränderten Kapillaren, in denen außerdem eine verlangsamte Strömungsgeschwindigkeit herrscht. Der prozentuale Wassergehalt ist allgemein und besonders im intrazellulären Bereich gesunken, dagegen das Fettgewebe vermehrt. Die Membranen sind verdichtet, infolgedessen ist der Transport zwischen den Kompartimenten erschwert. Im Senium sind aus diesen und anderen Gründen verminderte und erhöhte Empfindlichkeiten zu beachten.

Geschlechtsspezifische Unterschiede bei Giftwirkungen ergeben sich überwiegend aus dem abweichenden Wasser- und Hormonhaushalt. Ein Mann wird neuerdings als Alkoholiker bei einem täglichen Konsum von über 70 g und eine Frau bei einem solchen über 40 g klassifiziert. Die Richtwerte werden für beide Geschlechter sehr unterschiedlich angegeben!

Für eine akute orale Vergiftung kann die jeweilige **Magenfüllung** Abweichungen ergeben. Eine Verätzung wird im Anschluß an eine Mahlzeit weniger gravierend verlaufen als zuvor. Organische Lösungsmittel zeigen jedoch nach einem fettreichen Essen (Schlagsahne) eine erheblich erhöhte Resorption. Milch fördert durch ihren Fettgehalt die Aufnahme von lipoidlöslichen Stoffen, während sie mit ihren Calciumsalzen lösliche giftige Oxalate zu unlöslichen Calciumoxalat entgiftet.

Generell wird ein durch **Krankheit** geschwächter Patient gegen eine Intoxikation gefährdet sein, da Stoffwechsel oder Organfunktionen verändert sind. Ein geschädigtes Leberparenchym stellt nur ungenügende Mengen von Enzymen für die Entgiftung bereit. Eine Funktionsstörung der Niere erschwert die renale Elimination. Gifte reichern sich an diesen Ausscheidungsorganen an und bewirken durch ihren Verbleib eine weitere Schädigung. Besonders gefürchtet sind die Reaktionen der Allergiker, die so gut wie dosisunabhängig verlaufen. Nach kleinsten Gaben kann schweres peripheres Kreislaufversagen auftreten (allergischer Schock). Bei oraler Aufnahme, cutanem Kontakt oder Einatmen bleiben häufig nur Schockfragmente bestehen, wie Reizungen und ödematöse Schwellungen von Haut und Schleimhaut, Niesen, Schnupfen, Asthma, Kopfschmerz.

Mitunter sind **genetisch** bedingte **Enzymabweichungen** Ursache unerwarteter Reaktionen. Für die halogenierten Hydroxychinoline wie Entero-Vioform® oder Mexaform® wird dieser Grund diskutiert. Die Anwendung der genannten Präparate gegen Darminfektionen in Japan löste etwa 10 000 Erkrankungen mit gastrointestinalen Symptomen, Sensibilitäts- und Sehstörungen und motorische Beschwerden = SMON aus, während in der übrigen Welt solche Nebenwirkungen dieser früher häufig gebrauchten Substanzen nur in 100 Fällen registriert wurden.

Wie bereits erwähnt, können *Nahrungsmittel* die Giftwirkung beeinflussen. Mehrere Gifte gleichzeitig aufgenommen, können ebenfalls Wirkungsvariationen ergeben. Falls **zwei Komponenten** ihre Wirkungen gegenseitig verstärken, wird von **Synergismus** gesprochen. Er kann *additiv* sein bei einer reinen Addition der Wirkungsstärken oder *überadditiv (= potenziert)* bei einer darüber hinaus gesteigerten Gesamtwirkung. Äthylalkohol z. B. potenziert die Toxizität vieler Stoffe, die umgekehrt die Alkoholtoleranz mindern. Das gilt für viele gewerbliche Gifte wie Anilin und Tetrachlorkohlenstoff. In der Apotheke ist auf die überadditive Wirkung zwischen Alkohol, Schlafmitteln, Psychopharmaka und Analgetika und die daraus folgende Beeinträchtigung eines Verkehrsteilnehmers immer wieder hinzuweisen. Eine Abschwächung der gegenseitigen Wirkungen heißt **Antagonismus**, den die Toxikologie für die *Antidottherapie* nutzt. Als verständliches erstes Beispiel können die oben genannten Calciumionen gegen eine Oxalatvergiftung gelten.

Bei regelmäßiger Kontamination mit bestimmten Giften nimmt die Wirkung ab. Diese Erscheinung wird als **Gewöhnung** oder **Toleranz** bezeichnet. Sie kann durch Enzyminduktion, also durch vermehrte Bildung von in diesem Fall inaktivierenden Biokatalysatoren, entstehen. Durch die beschleunigte Biotransformation und die daraus resultierende erhöhte Ausscheidung wird die Konzentration des Giftes am Wirkort geringer. Dieser Effekt wurde zunächst bei Barbituraten beschrieben. Stoffe, die sich ähnlich verhalten, werden deshalb dem *„Barbiturattyp"* zugeordnet. Von den Insektiziden rechnet DDT und HCCH (Hexachlorcyclohexan) zu dieser Gruppe. Toleranz tritt ebenfalls auf, wenn der Rezeptor bzw. das Erfolgsorgan bei regelmäßiger Zuführung seine Empfindlichkeit verringert: *„Morphintyp"*. Wegen des häufigen Gebrauches bestimmter Gifte tritt Toleranz leicht bei Abhängigen auf. Für die Gewöhnung an Arsenik werden eventuelle Permeabilitätsverzögerungen an den Membranen diskutiert oder die Möglichkeit, daß bei mehrmaligem Gebrauch vermehrt giftiges As (III) zu weniger giftigem As (V) biotransformiert wird. Jedenfalls steigern die chronischen Arsenikesser die tödliche Dosis auf das Mehrfache. Mit dieser Möglichkeit versuchte man, mittelalterliche Herrscher vor Arsen-Mordanschlägen zu schützen, sie erhielten täglich eine unterschwellige Dosis. Die Erscheinungen der chronischen Arsenvergiftungen konnten damals noch nicht gedeutet werden!

Gewöhnung darf nicht mit der Gewohnheitsbildung oder Sucht verwechselt werden. Die WHO versucht die vagen Begriffe unter dem Namen **Drogenabhängigkeit** (drug dependence) zu klären:

„Sucht ist ein Zustand periodischer oder chronischer Vergiftung schädlich für den einzelnen und/oder die Gesellschaft . . .“

Durch Wechselwirkungen zwischen Droge und Individuum entstehen vielschichtige psychische und gegebenenfalls physische Veränderungen. Die psychische Abhängigkeit, die sich nach der Aufnahme der „Droge“ häufig in Euphorie äußert, führt zu einem Drang oder gar Zwang, sich das Gift unter allen Umständen zu beschaffen und einzuverleiben. Die allgemeinen Folgen des Drogenmißbrauchs ähneln einander. Die geistige Leistung nimmt in einigen Bereichen rapide ab. Die Fähigkeit zur Kommunikation verliert sich. Die bedrohliche Vereinsamung und Angst versucht der Abhängige erneut durch Drogenkonsum zu vergessen. Es folgt schließlich ein hoffnungsloser Persönlichkeitszerfall. Die körperliche Abhängigkeit wird nach dem Absetzen in Entzugserscheinungen sichtbar. Sie sind für Alkohol-, Morphin- und Schlafmittelabhängige beschrieben. Überregbarkeit, Halluzinationen, Tremor, Krämpfe gehören u. a. dazu. Abhängige bilden vielfach Toleranz aus. Kreuztoleranzen mit anderen Stoffen werden beobachtet. So wird, wie bereits gesagt, die Wirkung von Schlafmitteln primär durch Alkohol potenziert, beim Alkoholabhängigen wirken diese Stoffe jedoch weniger hypnotisch.

1.2.4 Gifteffekte am Wirkort oder Zielorgan

Die eigentliche toxische Wirkung wird durch vielfältige chemische und/oder physikalische Vorgänge zwischen körpereigenem Substrat und Fremdstoff ausgelöst.

Auf *physikalische* Weise verändern narkotisch wirkende giftige Gase die Permeabilität der zellulären Membranen im ZNS. Chemisch völlig verschiedene Stoffe wie Xenon, Aethylenoxid, Chloroform, Diaethyläther zeigen gleiche Effekte, die den ganzen Organismus betreffen.

Das bereits genannte Curare wirkt *chemisch*. Es unterbricht die Überleitung des willkürlichen Nervenreizes auf die quergestreifte Muskulatur.

Die Erregung der motorischen Nerven auf die Muskelzellen wird durch die Überträgersubstanz Acetylcholin ausgelöst. Der eintreffende Reiz schüttet aus Vorratsbehältern *(Vesikeln)*, die in den Endkölbchen der Nervenfasern liegen, die Transmittersubstanz schlagartig aus. Sie gelangt in den Spalt zwischen Nerven- und Muskelzellen und löst an den Membranen der Muskelfasern den Erfolg aus: die Myofibrillen kontrahieren sich.

Allgemein werden Schaltstellen zur Erregungsübertragung von einem Axon (Neuriten) auf eine Nerven-, Muskel- oder Drüsenzelle als **Synapsen** bezeichnet. Die vor dem Spalt liegenden Membranen heißen praesynaptische und die folgenden subsynaptische (eventuell postsynaptische) Membranen. In den subsynaptischen

Membranen befinden sich spezifische Reizempfänger = **Rezeptoren**, die für verschiedene physikalische oder bestimmte chemische Reize (Chemorezeptoren) empfänglich sind. Gifte können mit Rezeptoren in Wechselwirkungen treten, falls die chemischen und strukturellen Anordnungen zueinander passen. Wirkstoff und Rezeptor verhalten sich wie Schlüssel und Schloß.

Curare ist hier der falsche Schlüssel. Es steckt im Schloß,• ohne es öffnen zu können! Es verdrängt die natürliche Überträgersubstanz Acetylcholin vom Rezeptor, ohne die Muskelkontraktion auszulösen. Es hat keine intrinsic activity.

Fremdstoffe, die mit einem Rezeptor einen Komplex bilden und damit einen Reiz und einen Effekt auslösen, zeigen **„intrinsic activity"**. Eine Substanz, die zu einem Rezeptor Affinität besitzt und intrinsic activity auslöst, wird als **Agonist** benannt (Agonist = Wettkämpfer).

Stoffe, die den Wirkeffekt eines Agonisten verringern heißen **Antagonisten**. Curare verdrängt die Überträgersubstanz Acetylcholin am Rezeptor und verhindert damit den physiologischen Effekt: die Muskelkontraktion. Die Muskeln sind nicht mehr ansprechbar, sie erschlaffen, sie sind gelähmt. Curare ist ein kompetitiver (verdrängender, wörtlich: zustehender) Antagonist des Acetylcholins. Curare besitzt Affinität zum Rezeptor, aber keine intrinsic activity. Nach einer absteigenden Lähmung, die zunächst die Gesichts- und Kaumuskulatur, dann die Nacken-, Rumpfmuskulatur und die Extrimitäten erfaßt, tritt der Tod durch Lähmung der Zwischenrippenmuskulatur und des Zwerchfells ein. Bei der Verwendung von Curare als Muskelrelaxans während der Narkose wird der Patient künstlich beatmet.

Gifte können auf ähnliche oder andere Weise Enzyme irreversibel oder reversibel schädigen. Sie können in Stoffwechselvorgänge eingeschleust werden und diese entgleisen lassen. Der Sauerstofftransport am Hämoglobin kann durch Fremdstoffe behindert, Glieder der Atemkette können gehemmt werden. Arsen haftet besonders an den Sulfhydrilgruppen der Kapillaren, es gilt deswegen als Kapillargift. Schwermetalle sind generell S-affin, sie blockieren im allgemeinen die Sulfhydrilgruppen in Eiweißen und Enzymen, doch besitzen sie variierende Organspezifitäten. Die Wirkungen der Gifte können so vielfältig sein, daß sie, falls erforderlich, in diesem Buch in der speziellen Giftkunde besprochen werden.

Arsenikvergiftungen im Bereich der Letaldosierung zeigen sich wenige Stunden nach der Giftaufnahme in Benommenheit, Kopfschmerz, Angstgefühl, Übelkeit in choleraartigen Brechdurchfällen, Schmerzen im Oberbauch und Fieber. Der Tod tritt meist durch Herzlähmung bei erhaltenem Bewußtsein ein, falls nicht ein schneller Kreislaufkollaps das Leben beendet.

Eine chronische Arsenvergiftung zeigt gar keine oder abgeschwächte gastrointestinale Erscheinungen. Reizungen der Haut und Schleimhaut, Erkrankungen der Nerven,

Muskelschwäche und -atrophien stehen im Vordergrund. Hyperkeratosen können in Geschwüre und weiter in Arsenkrebs übergehen.

Auch subakute Vergiftungsformen durch Arsen (III) oxid mit Affektionen der Schleimhäute im Bereich der Augen, Nase und des Rachens werden beschrieben. Untertemperatur, Krämpfe, Ohnmacht und Appetitlosigkeit können zu einem völligen Kräfteverfall führen.

Eine **Vergiftung** durch die gleiche Substanz kann also je nach **Menge und Zeiteinwirkung**, sehr unterschiedlich verlaufen.
Im allgemeinen werden Vergiftungen eingeteilt in:

1. **akute** Vergiftungen, die nach einmaligen hohen Dosen auftreten

2. **subakute** Vergiftungen nach mehrmaliger Aufnahme kleinerer Dosen

3. **chronische** Vergiftungen durch Einwirkung kleinerer Mengen über längere Zeiträume. Sie bleiben u. U. unbemerkt, können sich jedoch in einer akuten Erkrankung manifestieren.

Wenige Gifte wirken nur auf eine der genannten Arten. Blausäure gehört zu diesen Ausnahmen, da sie in unterschwelligen Dosen durch Enzymsysteme entgiftet wird. Im allgemeinen weichen die Vergiftungsbilder der akuten von den Erscheinungen chronischer Toxikosen ab. Chronische Vergiftungen entstehen durch Kumulation oder einfache Summation. Karzinogene Wirkungen treten nach langen Latenzperioden auf, sie können auch als mutagene Wirkungen gedeutet werden.

Auch akute Vergiftungen können schrittweise auftreten. So sind die Folgen einer einmaligen Benzolaufnahme durch drei Phasen charakterisiert, da 3 typische Halbwertzeiten gemessen werden:

0,7 – 1,7 Std.
3 – 4 Std.
20 – 30 Std.

1.3 Vergiftungen

Gifte lösen spezifische Erkrankungen aus, die Toxikosen benannt werden. In allen Zivilisationsländern steigt die *Zahl der Vergiftungsfälle*. Morde, die wie geschildert Literaten beschäftigen, spielen statistisch keine Rolle. Die Zahl der Suizide wächst weniger eklatant als die Zeitungslektüre vermuten läßt. Nur hat eine Verschiebung der Methoden der Selbstentleibung durch Erhängen, Erschießen, Herabstürzen und ähnlichen brutalen Verfahren zu den „angenehmeren" durch Einnahme von Medikamenten und Chemikalien stattgefunden.

Unbeabsichtigte **Arzneimittelvergiftungen** bilden einen hohen Anteil aller Vergiftungserkrankungen. Nicht bestimmungsgemäßer Gebrauch, Interaktionen zwischen verschiedenen Arzneistoffen, Nebenwirkungen, individuelle Unverträglichkeiten und anderes können sie verursachen. Nicht immer werden sie erkannt. Die Dunkelziffer dürfte hoch liegen. Im Gebiet der Arzneimitteltoxikologie wird die Grenze zur Pharmakologie fließend.

Auch die Einwirkungen der zahlreichen **Umweltschadstoffe** lösen gesundheitliche Beeinträchtigungen aus, die nur zum kleinen Teil erfaßt werden. In der Umwelttoxikologie wurden jedoch Verbesserungen erreicht. Es bestehen Reinigungsvorschriften für Abwässer, Abgase und Abfallprodukte, deren Einhaltung durch präzisere Analysenmethoden leichter kontrollierbar ist. Die Fortentwicklung der technologischen Verfahren wird besonders auch im Hinblick auf die Umweltfreundlichkeit betrieben. Im Ruhrgebiet strahlt der Himmel sichtbarlich blauer – jedenfalls bei gutem Wetter.

Den größten Fortschritt erreichte die **Gewerbetoxikologie**. Für den Arbeitsplatz bestehen zahlreiche Schutzvorschriften, deren Einhaltung Gewerbeaufsichtsämter und Berufsgenossenschaften im Handwerk und in der Industrie kontrollieren.

Bedenklich ist jedoch die Zunahme der **Vergiftungen im Haushalt**, die auf der steigenden Verwendung von Chemikalien zur Haushaltspflege und deren unsachgemäße Aufbewahrung, sowie die leichtfertige Lagerung von Medikamenten beruht. Selbst giftige Pflanzenschutzmittel werden in Küchen unzweckmäßig aufgehoben! Vor allem Kleinkinder sind gefährdet, ihr prozentualer Anteil an **akzidentellen** (versehentlichen) Vergiftungen ist hoch. Hier hat der pharmazeutisch-technische Assistent eine echte Aufklärungspflicht.

Vor allem sollte jeder in einem Heilhilfsberuf Tätige über die Schäden durch abhängigkeitsauslösende Stoffe Kunden und Patienten orientieren können. Die Gefahren durch die Einnahme weicher und harter Drogen (**abhängigmachende Stoffe**) und Psychopharmaka werden zunehmend diskutiert. Besonders beängstigend sind die steigenden Zahlen an Rauchern und Alkoholikern. Die Nonchalance, mit der im gesellschaftlichen Umgang über die Gesundheitsschädigung des Einzelnen und der künftigen Generationen wissend hinweggelächelt wird, ist beispiellos und nur als vielschichtiges psychisches Phänomen deutbar. In der Bundesrepublik wird allein die Zahl der Alkoholabhängigen mit 4–7 % angegeben.

Der Laie fürchtet im Alltag „**Lebensmittelvergiftungen**". Heute grenzen entsprechende Verordnungen Nahrungsmittel von Lebensmitteln, die der Verbraucher über die Ernährung hinaus benötigt, ab.

Nahrungsmittel können *bakteriell* verdorben sein. Im einfachsten Fall führt das zu Fäulnisprozessen mit den bekannten Erscheinungen im Magen-Darmtrakt.

Falls jedoch tierisches Eiweiß abgebaut wird, können giftige Amine entstehen, deren Anwesentheit bedenklich ist. Besonders gefürchtet ist der Botulismus, der durch Toxine von Botulismusbazillen entsteht und lebensbedrohlich verläuft. Fleisch-, Fisch- und Gemüsekonserven können kontaminiert sein. Die Sporen der Clostridien werden durch Erhitzen nicht beeinträchtigt. Jedoch ist das Botulismustoxin thermolabil. Es hat eine tödliche Dosis von 0,003 μg und gehört damit zu den stärksten bekannten Giften. Der Inhalt einer geblähten Gemüsedose sollte deswegen zur Sicherheit etwa 10 Min. aufgekocht oder vernichtet werden.

Prozentual häufiger werden Fleisch, Wurstwaren, Milch und Milchprodukte durch Salmonellen befallen, die Dauerausscheider oder erkrankte Tiere einschleppten. Gefürchtete Folgen sind Septikämien (Typhus und Paratyphus) und Enteritiden.

Nahrungsmittel können jedoch auch *chemisch* verunreinigt sein. Die Schäden durch Rückstände von Schwermetallen, Konservierungsmitteln, Antibiotica aus der Tierhaltung und durch Pflanzenschutzmittel sind nicht leicht identifizierbar. Der Verbraucher fühlt sich ihnen wehrlos ausgesetzt und fürchtet sie deswegen besonders. Er wird jedoch durch die Überwachung der staatlichen Untersuchungsämter nach dem Lebensmittel- und Bedarfsgegenständegesetz einigermaßen geschützt. Für später verspricht die zunehmende Ausbildung der Bauern weitere Verbesserung. Auf einen sinnvollen Einsatz von Kunstdünger, Futtermittelzusätzen und Schädlingsbekämpfungsmitteln kann eine moderne Landwirtschaft nicht verzichten. Sie allein könnte die Ernährung der zunehmenden Weltbevölkerung halbwegs ermöglichen. Hier sind Erfolge erzielt, an die früher nicht zu denken war. Die Intensivierung des Pflanzenanbaus und der Viehaufzucht wird treffend als grüne Revolution bezeichnet.

Vergiftungsursachen von schweren Vergiftungen

der Häufigkeit nach geordnet
(Tox-Zentrum-Zürich von 1973–1977 nach N. Moeschlin)

Erwachsene %	Kinder %	
63,0	10,3	Medikamente
8,4	1,2	Chemikalien am Arbeitsplatz
3,4	0,5	außerberufliche Inhalationsvergiftungen
3,2	1,3	Haushaltsprodukte
2,1	0,7	Genußmittel, Drogen
2,1	0,6	Schädlingsbekämpfungsmittel
1,4	0,5	Nahrungsmittel
0,6	0,1	Gifttiere
0,3	0,3	Giftpflanzen
84,5	15,5	

= 100

Gefahren, die eine Zunahme der Lebensbedrohung um 0,000001 (10^{-6}) bedeuten
(bezogen auf eine mittlere Lebenserwartung von 70 Jahren)

Rauchen von 1/4 Zigarette	Krebs, Herzkrankheiten
1/2 l Wein trinken	Leberzirrhose
1 Stunde in einem Kohlenbergwerk sein	Staublunge
3 Stunden in einem Kohlenbergwerk sein	Unfall
2 Tage in Boston oder New York leben	Luftverschmutzung
10 Minuten Fahrrad fahren	Unfall
300 Meilen Auto fahren	Unfall
1 000 Meilen Flugreise	Unfall
6 000 Meilen Flugreise	Krebs durch kosmische Strahlung
2 Monate in Denver leben (Urlaub von N. Y.)	Krebs durch kosmische Strahlung
2 Monate in einem Haus aus Ziegelsteinen leben	Krebs durch natürliche Radioaktivität
2 Monate mit einem Zigarettenraucher leben	Krebs, Herzkrankheiten
40 Eßlöffel Erdnußbutter essen	Leberkrebs
5 Jahre in nächster Nähe eines Atomkraftwerkes leben	Krebs durch Strahlung
20 Jahre in der Nähe eines PVC-Werkes leben	Krebs durch Vinylchlorid (Standard 1976)
150 Jahre in einem 20-Meilen-Umkreis eines Atomkraftwerkes leben	Krebs durch Strahlung
100 verbrannte Steaks essen	Krebs durch Benzpyren

nach R. Wilson
Technology Review
Cambridge, Febr. 1979

1.4 Pflanzenschutz- und Schädlingsbekämpfungsmittel

„Moses reckte seinen Stab . . . und des Morgens führte der Ostwind die Heuschrecken her . . . sie bedeckten das Land und sie fraßen alles Kraut im Lande auf und alle Früchte auf den Bäumen . . . und ließen nichts Grünes übrig" (2. Moses 10, 13–15).

Die neun Plagen Ägyptens begannen mit den Fröschen, den Stechmücken und dem Ungeziefer.

Seit jeher ernähren sich Tausende von Tieren von *Nutz*pflanzen und -tieren. Da sie den Ertrag der menschlichen Tätigkeit mindern und die Ernährung gefährden, werden sie als *Schädlinge* bezeichnet. Etwa 45 % der Welternte wird durch Schadorganismen vernichtet, eine Zahl, die in manchen Gebieten bis auf 80 % ansteigt. In den Zivilisationsländern ist es gelungen, sie zu reduzieren.

Krankheiten und Schädlinge gefährden nicht nur die wachsenden Kulturen, sie zerstören auch direkt oder indirekt (durch Infektion) das Saatgut. Sie vertilgen Nahrungsmittel- und Futtervorräte in Haus und Hof. Sie befallen Holz und Mauerwerke. Fressende, nagende, saugende, kleine und große Tiere sind ebenso an der Vernichtung der Nährgüter beteiligt wie Mikroben und Unkräuter. Die Mittel zu ihrer Bekämpfung sind deshalb sehr vielfältig. Auch die Anwendungsformen müssen der abträglichen Art und dem zu schützenden Lebewesen angepaßt sein.

Es handelt sich um einen uralten Kampf, schon die Sumerer vernichteten Schädlinge durch Schwefel – und es bleibt ein immerwährender Krieg. Denn Lebewesen können gegen Gifte Unempfindlichkeiten entwickeln und genetisch fixieren = **Resistenz** bilden. Auch dadurch war Evolution möglich.

Der Mensch hat durch Jahrtausende Kupfergeräte benutzt, dabei hat er eine gewisse Resistenz gegen Kupferionen gebildet. Pflanzen und Tiere haben keine Berührung mit Kupfer, sie sind gegen Kupferionen unverändert sensibel.

Viele Insekten erwarben Resistenzen gegen Insektizide. Die Stubenfliege hat einen Generationswechsel von etwa 1–2 Wochen. In einem Jahr können zirka 30 Generationen leben, für die ein Mensch 1 000 Jahre benötigt. Die wesentlich leichtere erbliche Anpassung der Schadorganismen an Bekämpfungsmittel wird an diesem Vergleich deutlich. Sie erfordert die ständige Weiterentwicklung der Abwehrstoffe und -methoden.

Pflanzenschutz- und Schädlingsbekämpfungsmittel werden unter dem Begriff Pestizide zusammengefaßt (pest engl. = Schädling, -zid von caedere = töten). Sie wirken biocid = tötend.

Rodentizide – gegen	– Rodentia, Nagetiere
Molluskizide –	– Mollusken, Weichtiere (z. B. Schnecken)
Herbizide –	– Herbae, Kräuter
Fungizide –	– Fungi, Pilze
Akarizide –	– Akariden, Spinnmilben
Nematizide –	– Nematoden, Fadenwürmer, Rundwürmer (z. B. Älchen)
Insektizide –	– Insekten, gehören zu den Arthropoden, Gliederfüssern
Ovizide –	– Insekteneier
Larvizide –	– Insektenlarven

Pestizide können sein:

fest:	als Beiz-, Streu-, Ködermittel
flüssig:	als Spritz-, Gieß-, Beizmittel
flüchtig:	als Aerosole (Nebel, Rauch)
gasförmig:	zur Begasung und in Patronen

Sie wirken als:

Kontakt-
Fraß-
Inhalationsgifte

Sie gehören den unterschiedlichsten chemischen Stoffklassen an und zeigen entsprechende Wirkungsmechanismen und Vergiftungen. Der Anwendende ist bei unsachgemäßem Einsatz gefährdet. In landwirtschaftlichen Betrieben ist die Zahl der Giftunfälle sehr zurückgegangen. Gefährdeter sind unaufgeklärte Laien, die diese Stoffe im Haushalt, Schreber- oder Gartenbau einsetzen. Die staatliche Aufsicht erstreckt sich deshalb auch auf Pestizide in Form von Fertigwaren. Der Handel ist in eigenen Landesverordnungen geregelt. Die der EG-Richtlinie angepaßten neueren Verordnungen einiger Bundesländer haben die Vorschriften über Schädlingsbekämpfungs-, Pflanzenbehandlungs- und Holzschutzmittel integriert.

Giftfertigwaren werden in verschiedenen Kombinationen und Formulierungen gegen Pflanzenkrankheiten und Ungeziefer eingesetzt. Für den Händler und Abgebenden ist die Übersicht über die am Markt befindlichen Produkte erschwert, weil sich unter ein und dem gleichen Anfang eines Spezialitätennamens variierende Zusammensetzungen verbergen können.

So enthält:

Paral®-Puder	Carbaryl = 1-Naphthyl-N-methylcarbamat
Paral®-Spray	Methoxychlor = 1.1.1-Trichlor-2.2-bis [4-methoxyphenyl] äthan kombiniert mit Dichlorvos = 0.0-Dimethyl-0.2.2-dichlorvinylphosphat = DDVP

oder	
Jacutin®-Puder	Hexachlorcyclohexan = HCCH
Jacutin®-Strip	= Dichlorvos = DDVP s.o.

Gefährdet ist außerdem der Verbraucher der Lebensmittel, zu dessen Schutz das Pflanzenschutzgesetz vom 10. 5. 1968 erlassen wurde. Nach diesem Gesetz dürfen nur durch die Biologische Bundesanstalt für Land- und Forstwirtschaft zugelassene Pestizide eingeführt, vertrieben und angewendet werden. Für tierische und pflanzliche Lebensmittel gibt es Toleranzlisten, in denen die bei der Abgabe an den Verbraucher erlaubten, geringen Restmengen aufgeführt sind. Der ADI = acceptable daily intake-Wert wird als die für den Menschen duldbare Tagesdosis an Rückständen angesehen. Auch sind Wartezeiten zwischen der chemischen Behandlung von Pflanzen und Tieren und der Ernte bzw. Schlachtung vorgeschrieben.

1.5 Möglichkeiten zur Verhütung von Vergiftungen

Akzidentelle Vergiftungen können verhütet werden!

Die Eltern der Krabbel- und Kleinkinder sollten angehalten werden, systematisch ihre Wohnung nach gefährlichen, leicht zugänglichen Haushaltspflege-, Wasch- und Arzneimitteln zu durchsuchen.

Unter dem Wasch- oder Spültisch dürfen solche Stoffe weder in der Küche noch im Bad aufbewahrt werden. Medikamente müssen kühl, trocken und hoch, in einem auch für Kletterkinder nicht zu öffnenden Schrank gelagert werden.

Für Kinder ist Kosten eine Möglichkeit ihre Umwelt zu erfahren, wie Tasten, Riechen, Sehen, Hören. Kinder stecken alles in den Mund und essen auch schlechtschmeckende Zubereitungen. Leider sind Dragees süß wie Bonbons und einige Spülmittel enthalten Zitronensaft mit entsprechend verlockenden Aufklebern.

Auch regelmäßig verwendete Arzneimittel wie Antihistaminica, Antihypertensiva, Contrazeptiva oder Eisenpräparate sollten nicht in Handtaschen oder Nachttischschubladen Neugier erregen. Möglichst sollten nicht mehr verwendete Medikamente vernichtet werden. Der Wurf in den Abfalleimer darf nur in einem fest verknoteten Plastikbeutel direkt vor Abtransport des Hausmülls erfolgen.

Einem Kind sollten Medikamente nicht durch Vergleiche mit leckeren Süßigkeiten schmackhaft gemacht werden. Eine Flasche Eisensirup auf einmal getrunken kann für ein Kleinkind tödlich sein. Tauchbäder zum Silberputzen oder andere Reinigungsmittel dürfen **niemals** im Speiseschrank verwahrt werden. Auch dürfen gefährliche Stoffe niemals in **Eß-, Trink- und Kochgeschirren** oder **Getränkeflaschen** umgefüllt werden. Nicht einmal kurz darf in eine Tasse umgeschüttet werden! Auch Haarsprays, -färbe, -bleichmittel, Nagellacke und -entferner, Benzin für Feuerzeuge sind gefährlich.

Eltern sollten sich über die Giftigkeit ihrer Garten- und Zimmerpflanzen informieren und entsprechende Aufsicht üben (s. giftige Pflanzen). An das Telephon einer jeden Familie gehört die Rufnummer eines Arztes.

Akzidentelle Vergiftungen sind weiterhin bei unsachgemäßer Handhabung eines technisch verwendeten Giftes möglich. Bei dem Verkauf eines Giftes hat der Abgebende die Verpflichtung mit dem Käufer über die Anwendung der gefährlichen Stoffe zu sprechen.

> „Gift darf nur abgegeben werden, wenn der Erwerber bekannt ist und zu erwarten ist, daß er das Gift nur in erlaubter Weise . . . verwenden will" (GV).

Von dieser Voraussetzung hat sich der Verkäufer zu überzeugen. Gleichzeitig sollte er dem Giftanwender Hinweise über allgemein vorbeugende Methoden bei der Giftmaßnahme geben. Die EG-Richtlinie bzw. Giftverordnungen enthalten in den Anlagen eine Zusammenstellung wichtiger Sicherheitsratschläge (S-Sätze von safety s. u.).

Giftrückstände und leere Packungen können, wie oben bei Medikamenten beschrieben, vernichtet werden. Arsen-, Thallium-, Cadmium- und Quecksilberverbindungen dürfen jedoch nicht mit dem Hausmüll in eine Verbrennungsanlage geschickt werden, da sie in die Abgase übergehen, sie sind persistent. Persistente Stoffe bleiben in der Umwelt erhalten. Sie reichern sich in Ablagerungen der Gewässer, im Boden und im Klärschlamm an. Sie werden von der städtischen Deponie angenommen, die ebenfalls Auskunft über die Lagerung und die Vernichtung größerer Mengen von Giftabfällen gibt.

2. Spezielle Giftkunde

Juristisch gelten, wie bereits gesagt, alle Stoffe als Gifte, die in den Länderverordnungen über den Handel mit Giften in der Anlage I aufgeführt sind.

Die EG-Richtlinie und die Verordnungen der Länder Baden-Württemberg, Bayern, Hamburg, Hessen, Niedersachsen, Rheinland-Pfalz und Saarland unterscheiden giftige, ätzende, gesundheitsschädliche und reizende Stoffe.

Gefahren- -bezeichnung	-symbol schwarz auf orange	mit Kenn-buchstaben	(englisch)
1. Giftig	Totenkopf	T	(toxic)
2. Ätzend	Reagenzglas, Tropfen, Hand und Tisch	C	(caustic)
3. Gesundheits-schädlich	Warnkreuz	X_n	(noxious)
4. Reizend	Warnkreuz	X_i	(irritable)

Die Giftverordnungen der Länder Berlin, Bremen, Nordrhein-Westfalen, Schleswig-Holstein teilen je nach Gefährlichkeit ein in:

Stoffe der Abteilung 1	weiß auf schwarz	gekennzeichnet
Stoffe der Abteilung 2	rot auf weiß	gekennzeichnet
Stoffe der Abteilung 3	rot auf weiß	gekennzeichnet

Die Aufzählung erfolgt alphabetisch, den Namen sind in einigen Verordnungen Nummern vorangestellt, die Nummern der EG-Richtlinie folgen.

Einige Anwendungs- und Wirkstoffgruppen sind zusammengefaßt, wie:

b	19	Bipyridiniumverbindungen
c	5	Carbaminsäureester und Carbamate, die als Insektizide, Akarizide und Nematizide eingesetzt werden
c	6	Carbaminsäureester und Carbamate, die als Fungizide und Herbizide verwendet werden
c	51	Cumarinderivate
d	74	Organische Dinitroverbindungen als Schädlingsbekämpfungsmittel

f	1	Farben
h	1	Harnstoffverbindungen
k	15	Chlorierte Kohlenwasserstoffe
p	6	Pflanzen und Pflanzenteile
p	16	Alkylphosphate als Schädlingsbekämpfungs- und Pflanzenbehandlungsmittel
q	1,2	Anorganische und organische Quecksilberverbindungen
z	5	Organische Zinnverbindungen

Die untergeordneten Stoffe sind daher nicht im Alphabet zu finden. In diesem Buch werden nur relativ häufig vorkommende Gifte in etwa nach chemischen Gesichtspunkten und Wirkungsweisen geordnet besprochen.

2.1 Anorganische Gifte

2.1.1 Halogene und ihre Verbindungen

Fluor

Fluor ist das stärkste bekannte Oxidationsmittel. Als erstes Element einer Hauptgruppe besitzt es einige besondere Eigenschaften. So bildet Fluor ein unlösliches Calciumsalz, das in der Natur als Flußspat, CaF_2, vorkommt. Für die Aluminiumherstellung wird Kryolith, $Na_3[AlF_6]$, benötigt. Durch Verwitterung dieser Mineralien gelangen Fluoride in den Erdboden, das Trinkwasser und in die Nahrungsmittel. Geringe Mengen sind zum Aufbau des Zahnschmelzes notwendig. Deshalb wird in einigen Ländern wie den USA eine Trinkwasserfluoridierung in Mengen von 1 mg/l vorgenommen, die die Karieshäufigkeit um 65–79 % senkte. In Deutschland werden Tabletten mit Fluoriden zur *Kariesprophylaxe* angeboten. Bei erhöhter Dosierung, etwa ab 2,5 mg/l, wird jedoch die Schmelzbildung gestört, die Zähne werden fleckig. Schwangere und Kinder benötigen eine kontrollierte Fluoridzufuhr, die generell über das Medium Trinkwasser problematisch ist:

Die genügende Versorgung der Minimalwassertrinker bringt die Überdosierung für Normalverbraucher von Wasser mit sich. Gefahr besteht vor allem für Menschen, die arbeits- oder krankheitsbedingt größere Mengen von Trinkwasser zu sich nehmen! Den größten Anteil des Trinkwassers verbrauchen Gewerbe und Industrie, deren Metallgeräte durch Fluoride unnötig gefährdet werden. Zusätzlich belasten die dort gebildeten wasserlöslichen Fluorokomplexe die Umwelt. Bereits die in ihrer Wirkung umstrittenen Fluoridzusätze in Zahnpasten schädigen Abwasserrohre! Durch die Affinität zu Calcium können bei falscher Dosierung Störungen im Knochenbau eintreten.

Viele Metalle und Nichtmetalle bilden Fluoride und Fluorokomplexe, deswegen werden Fluoride und Fluorwasserstoff als *Rostentferner* benutzt. Die Löslichkeit der Salze unterscheidet sich, wie gesagt, von der der übrigen Halogenide, Silberfluorid ist löslich! Fluorwasserstoff ist von allen Halogenwasserstoffen am geringsten dissoziiert. In Wasser gelöst heißt er Fluorwasserstoffsäure = Flußsäure. Er löst Glas und Quarz und wird deswegen zum *Glasätzen, Entkieseln* von Rohr (Bastelarbeiten!) und zur Prüfung der Glasqualität verwendet *(Reagenz).*

$$4\,HF + SiO_2 \longrightarrow SiF_4 + 2\,H_2O$$

$$6\,HF + SiO_2 \longrightarrow 2\,H^+ + [SiF_6]^{2-} + 2\,H_2O$$

Wegen dieser Reaktionen muß Flußsäure in Plastikgefäßen verwahrt werden! Auf der Haut bildet sie außerordentlich schmerzhafte Verätzungen, die unter Umständen tagelang unsichtbar bleiben und später in schlecht heilende Geschwüre übergehen. Dabei wird Fluorwasserstoff rasch und tief resorbiert. Auch die Inhalation der Dämpfe, die zum Beispiel beim Verdünnen der Säure entstehen, löst akute Vergiftungen aus. Durch *Entzug von Calciumionen* können lebensbedrohende tetanische Krämpfe, Kammerflimmern und Arrhythmien auftreten. Die Einnahme von Fluoriden und Hexafluorosilikaten führt außerdem zu schweren Verätzungen auf der Magen-Darm-Schleimhaut, da Fluorwasserstoff frei wird.

$$2\,NaF + 2\,HCl \longrightarrow 2\,NaCl + 2\,HF$$

Hexafluorosilikate werden als *Bakterizide* und *Pestizide* eingesetzt, wie ebenfalls die Mono-, Di- und Trifluoressigsäuren, die sichere Rodentizide darstellen. Ihre Wirkung beruht auf der *Fluorierung* des *Coenzym A.* Damit greifen sie in den Citronensäurecyclus ein. Es kommt zu Krämpfen, zentralnervösen und cardialen Erscheinungen.

Im *Vergiftungsfall* werden als erstes die Verätzungen behandelt. Bei oraler Aufnahme des Giftes werden zur Ersten Hilfe Milch und Calciumverbindungen wie Calciumphosphat und Calciumgluconat zugeführt. Um Calciumionen zu substituieren, wird gegebenenfalls Calciumgluconat injiziert.

	Kennbuchstabe	Abteilung
Ammoniumfluorid, NH_4F	T	2
Kalium-, Natriumfluorid, KF, NaF	T	2
Kalium-, Natriumhydrogenfluorid, KHF_2, $NaHF_2$	T	2
Fluorwasserstoff, wasserfrei, HF	T, C	1
Fluorwasserstoffsäure $\geq$	T, C	1
Hexafluorokieselsäure = 25 %	C	2
Hexafluorosilikate $[SiF_6]^{2-}$	T	2
Fluoressigsäuren, ihre Salze und Verbindungen, $CH_2F{-}COOH$	T	1

Chlor

Chlorvergiftungen sind selten, da der stechende Geruch warnt. Wie alle Halogene ist Chlor ein starkes Oxidationsmittel. Es bleicht organische Farbstoffe und vernichtet Kleinlebewesen durch oxidativen Abbau. In Freiluft- und Hallenbädern werden Chlor und Chloroxide als billige und wirksame *Desinfektionsmittel* eingesetzt.

Überempfindliche Menschen können bereits bei geringen Konzentrationen in der Luft mit Reizungen der Augen-, Nasen- und Rachenschleimhaut reagieren. Bei regelmäßiger Kontamination erfolgt meist eine Gewöhnung an niedrige Dosierungen (MAK = 0,5 ppm). Gefährlich werden 10 ppm für 1–2 Stunden, tödlich sind 50 ppm innerhalb 1/2–1 Stunde. Die akute Vergiftung führt nach einer massiven Irritation der Bronchien zu Lungenentzündung und eventuell zum Lungenödem. Atemnot, Bluthusten und Erstickung quälen den Vergifteten. Die Giftwirkung auf einer feuchten Mucosa ist gleichzeitig als Verätzung zu verstehen.

$$Cl_2 + 2\,H_2O \longrightarrow H_3O^+ + Cl^- + HClO$$

$$HClO \longrightarrow HCl + 1/2\ O_2$$

Reaktionen, die im Verlauf Chlor entwickeln, sind stets unter dem Abzug auszuführen!

Die *Erste Hilfe* bei Inhalation von Chlorgas erfordert die völlige Ruhigstellung des Patienten. Das gilt für alle Vergiftungen durch Gase. Eine Beatmung bei Reizgasverletzten darf nicht unter Druck erfolgen. Verätzungen der Haut und Schleimhaut werden wie Säureverätzungen behandelt: für mindestens 10 Minuten ist mit fließendem Wasser zu spülen. Natriumthiosulfat (Antihalogen) kann der Waschlösung zugefügt werden.

$$2\,Na_2S_2O_3 + Cl_2 \longrightarrow Na_2S_4O_6 + 2\,NaCl$$

Ähnlich verlaufen Vergiftungen durch Natrium- und Kaliumhypochloritlösungen (Eau de Javelle), durch Calciumhypochlorit und Chlorkalk, CaClOCl.

Als oxidierende Desinfektionsmittel wurden früher **Chlorate** (ClO_3^-) benutzt. In Mengen bis 5 g führen sie zu Vergiftungen, 5–10 g können letal wirken. Eingenommene Chlorate schädigen zunächst durch Hämolyse. Das aus den roten Blutkörperchen austretende Hämoglobin mit Eisen (II)-Zentralatomen wird später zu Methämoglobin oxidiert, dessen Eisen (III)-Atome nicht mehr zum Sauerstofftransport befähigt sind. Es kommt zur Zyanose, Atemnot und Tachycardie. Methämoglobinzylinder verstopfen gleichzeitig die Nieren, die Folge sind Oligo- und Anurie. Heute werden Natriumchlorat und Bariumchlorat als *Totalherbizide* zur Vernichtung von Pflanzen auf Straßen, Wegen und in Aquarien verwendet

(Rasikal®, Unkraut-Ex®). Chlorate sind Schlagsprengstoffe, die auch als Fertigwaren nicht an experimentierende Jugendliche verkauft werden dürfen. Jedes Verreiben oder auch nur Mischen mit anderen Stoffen bedeutet Explosionsgefahr!

$NaClO_3$	$\longrightarrow$	$NaCl + 3 \cdot 1/2\ O_2$
1 Mol		3 x 1/2 Mol
= 106 g	entwickeln	33,6 l Gas

Die Abgabebehältnisse müssen fest und dicht sein und den Hinweis tragen: „Nur in Wasser lösen oder unvermischt ausstreuen. Nicht mit anderen Stoffen mischen! Für Kinder unzugänglich aufbewahren."

Als organischer Chlordonator wird Chloramin T mit Wasser angerührt zur Desinfektion und mit Salzsäure versetzt als Reagenz benutzt.

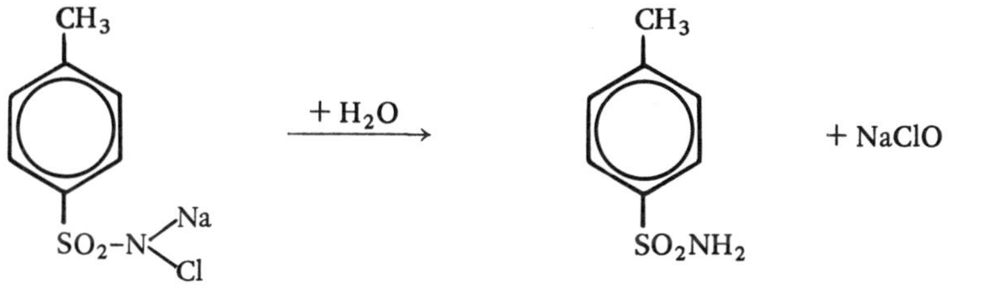

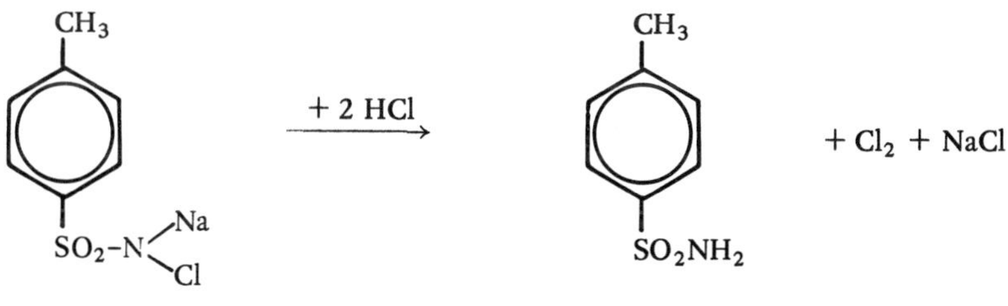

Tosylchloramidnatrium
= Natriumsalz des
N-Chlor-toluol-4-sulfonamid

p-Toluolsulfonamid

Chloramin T gilt als wenig toxisch, doch sind nach irrtümlicher Einnahme größerer Dosen Todesfälle beschrieben.

	Kenn-buchstabe	Abteilung
Chlor, Cl_2	T	
Natriumhypochloritlösung, NaClO 10 % Cl aktiv	C	
Natriumhypochloritlösung, NaClO 5–10 % Cl	X_i	
Natriumchlorat, $NaClO_3$	X_n	3 Chlorsäure und ihre Salze
Bariumchlorat, $Ba(ClO_3)_2$	X_n	
Natriumperchlorat, $NaClO_4$	X_n	
Bariumperchlorat, $Ba(ClO_4)_2$	X_n	
Chloramin T	X_i	
Chlorwasserstoff, wasserfrei	C	3 über 15 %
Salzsäure, 25 %	C	
Salzsäure, 10–25 %	X_i	

HCl und ihre Lösungen werden unter Säuren und Basen beschrieben.

Brom

Das braune, schwere, flüssige Brom verdampft schon bei Zimmertemperatur zu rotbraunen, auf Fußböden und Tischplatten kriechenden Dämpfen. Sie sind unangenehm riechend (bromos = Gestank) und stark ätzend. Flüssiges wie gasförmiges Brom bildet Quaddeln und tiefe, schmerzhafte Wunden. 40–60 ppm, für 1 Stunde inhaliert, sind bereits tödlich. Die Erscheinungen gleichen denen der Chlorvergiftung. Die größere Gefährlichkeit dürfte auf der ausgeprägteren Lipophilie beruhen. Brom steht in der Spannungsreihe hinter Chlor, Brom ist also das schwächere Oxitationsmittel (aber: MAK = 0,1 ppm).

Mit Brom R, Brom-Lösung R und Bromwasser R darf nur unter dem Abzug gearbeitet werden!

Bei Herstellung und Abfüllung dieser Reagenzien sollen Schutzhandschuhe und Schutzbrille getragen werden. Diese Flüssigkeiten sind nur mit Trichter umzuschütten und nicht zu verschütten!

Die *Erste Hilfe* besteht wie bei Chlor in Ruhigstellung des Vergifteten, längerem Spülen der Wunden mit Wasser und Natriumthiosulfatlösung. Die Anreicherung der Atemluft mit Äthanoldämpfen entgiftet inhaliertes Brom, das durch Bromierung des Alkohols verbraucht wird.

Bromidvergiftungen gehörten bis vor kurzem zu häufigen Arzneimittelvergiftungen. Kleine Mengen können sogenannte Bromallergien und Bromakne auslösen. Regelmäßige Einnahme von 5–10 g, wie sie früher Epileptikern verordnet wurden, führen zu einer chronischen Bromvergiftung, dem *Bromismus*, der u. a. durch Schläfrigkeit, Verwirrtheit, verwaschene Sprache, Tremor und Ataxie gekennzeichnet ist. Zur Therapie wird Natriumchlorid vorgeschlagen, welches das im Körper gespeicherte Brom verdrängen soll.

	Kenn-buchstabe	Ab-teilung
Brom, Br_2	C	2
Bromwasserstoff, wasserfrei und 40 %	C	

Jod

Jod zeigt in seinem Aussehen metallische Eigenschaften. Die plättchenförmigen Kristalle glänzen silbergrau. Sie besitzen einen hohen Dampfdruck und entwickeln mitunter schon im Standgefäß violette Dämpfe, die die Schleimhäute reizen (iodes = veilchenfarben).

Relativ viele Menschen zeigen gegen Jod *Überempfindlichkeiten*, die sich in vermehrter Tränensekretion, Husten, Schnupfen (Jodschnupfen) und Hautaffektionen äußern. Die Injektion jodhaltiger organischer *Röntgenkontrastmittel* zur Darstellung der Nieren- und Gallenwege kann bei gefährdeten Patienten einen massiven Schock auslösen. Durch vorherige Injektion von Testampullen (1–2 ml) lassen sich solche lebensbedrohlichen Zwischenfälle vermeiden.

Jodlösungen werden im übrigen zur *Desinfektion* der Haut mit ausgezeichneten bacteriziden und fungiziden Effekten und Tiefenwirkung angewendet. Jod löst sich in Wasser sehr schlecht, in Äthanol gut, aber langsam. Deswegen werden die alkoholischen („Tinkturen") und die wäßrigen (Lugolschen) Lösungen mit Kaliumjodid als Lösungsvermittler, in Jodtinktur je 2,5 %, hergestellt. Jodnormallösungen und Kaliumjodid werden auch in der *Jodometrie* benötigt. Trinken der Lösungen reizt die gastrointestinalen Schleimhäute. Die Behandlung erfolgt mit 1–2 % Natriumthiosulfatlösung.

MAK für Jod 0,1 ppm.

	Kenn-buchstabe	Abteilung
Jod, J_2	X_n	
Jod, auch gelöst und seine anorganischen Verbindungen		3 ausgenommen Silberjodid
Jodwasserstoff, wasserfrei und 25 %	C	

2.1.2 Alkali- und Erdalkalimetalle

Die Alkalimetalle Li, Na, K besitzen als Elemente der ersten Gruppe eine starke Ionisierungstendenz. Sie nimmt in der genannten Reihenfolge entsprechend der Stellung im Periodensystem bzw. der Spannungsreihe zu. Die Alkalimetalle reagieren heftig mit Wasser. Der freiwerdende Wasserstoff kann sich entzünden.

$$Na + H_2O \longrightarrow NaOH + 1/2\ H_2$$

Sie müssen deshalb nach Vorschrift der Giftverordnung unter sauerstofffreien Flüssigkeiten, wasser- und feuersicher und unter Verschluß aufbewahrt werden. Geeignet sind Petroleum und flüssiges Paraffin. Die Metallstückchen sollten dem Standgefäß nur mit einem Natriumlöffel entnommen werden. Die weichen Metalle können mit einem einfachen Messer geschnitten werden, dabei sind sie mit einer Zange zu halten. Die Metallreste müssen vernichtet werden. Das geschieht durch Eintragen in Propanol, mit dem sie Alkoholat bilden.

Durch Alkalimetalle ausgelöste Brände sind durch Abdecken mit Sand oder mit Asbestdecken zu löschen!

Auf der Haut setzen sich Alkalimetalle durch Wasserentzug zu Basen um, es resultieren tiefe Ätzwunden. Verspritzte Leichtmetalle dürfen niemals mit Wasser abgewaschen werden. Sie sind von der Haut mit einem Metallspatel abzuschaben. Die Berührungsstellen werden mit Paraffin abgespült.

Alkali- und Erdalkalimetalle kommen wegen ihrer großen Reaktionsfreudigkeit nicht elementar, sondern nur als Ionen in der Natur vor. Na^+, K^+, Mg^{2+}, Ca^{2+} sind weit verbreitet. Sie sind für den Menschen lebensnotwendige Biometalle. Ihre Aufnahme mit der Nahrung kann nur sehr grob geregelt werden, dennoch müssen die Ionenkonzentrationen in Grenzen konstant bleiben. Störungen des Elektrolythaushaltes können gefährlich werden. Andere Alkali- und Erdalkaliionen sind häufig schädlich, weil sie in dieses Gleichgewicht eingreifen.

Lithiumsalze werden überwiegend in der Psychatrie eingesetzt. Zur Behandlung von Depressionen sind sie unersetzlich. Überdosierungen werden gefürchtet, da sie, wie gesagt, die Na-K-Relation verschieben. Eine Einstellung des Serumspiegels ist notwendig, aber diffizil, da ein Natriummangel oder die gleichzeitige Gabe von Saluretika und andere Faktoren Einfluß haben. Lithium-Ionen gelten als teratogen.

Kaliumsalze beeinträchtigen gleichzeitig die Verhältnisse der Natrium- und Calciumionen. Infusionen mit 0,6 g Kaliumchlorid können unangenehme Kreislaufreaktionen auslösen. Oral sind 10–20 g Kaliumchlorid tödlich. Zunächst verschwinden die Sehnenreflexe. Tetanische Erscheinungen, Bradycardie und Veränderungen im EKG sind weitere Symptome. Am Ende stehen Lähmungen der Extremitäten, des Rumpfes, Atemlähmung und Herzblock. Wirksame Anionen werden deshalb therapeutisch als **Natriumsalze** verabfolgt. Auch für Natriumsalze gilt: ein Zuviel kann toxisch werden! Die Aufname von 200 g Natriumchlorid oral ist für einen Erwachsenen als tödliche Dosis angegeben, sie führt zum akuten „Salztod" durch Wasserentzug und wiederum Störung des Ionengleichgewichtes. Wer aber mag 10 Eßlöffel Kochsalz essen? Zumal bereits 2 Eßlöffel auf 1 Glas Wasser als Brechmittel gelten.

Von den löslichen und daher giftigen **Bariumverbindungen** dienen Bariumchlorid und -nitrat als Reagenzien auf Sulfate. Bariumhydroxid wird als Barytwasser zum Nachweis auf CO_2, CO_3^{2-}, HCO_3^- vorrätig gehalten. Bariumsulfid und -carbonat setzen sich mit der Magensäure um und sind ebenfalls giftig. Bariumsulfat ist unlöslich und kann als Röntgenkontrastmittel eingenommen werden. Stets ist es vor der Abgabe auf zwar wasserunlösliches, aber salzsäurelösliches Bariumcarbonat zu prüfen. Verunreinigungen können durch die hohen Dosen — etwa 100 g werden zur Darstellung des Magen-Darm-Traktes benötigt — tödlich sein! Die Letaldosen der löslichen Salze liegen zwischen 2 und 4 g. Wahrscheinlich werden die Vergiftungen durch eine Kaliumverdrängung ausgelöst. Die Erscheinungen sind jedenfalls denen der Kaliumvergiftungen ähnlich: Bradycardie, Änderungen im EKG, Lähmungen der Extremitäten, des Rumpfes, der Zwischenrippenmuskeln, des Zwerchfells und des Herzens.

In der *Ersten Hilfe* werden 10—30 g Natriumsulfat gegeben. Durch Ausfällung von Bariumsulfat wird gleichzeitig entgiftet und abgeführt. Später werden Lösungen von Calcium- und Magnesiumionen injiziert. *Magnesiumsulfat* wird oral weniger verwendet, da übergroße Gaben von Mg^{2+} narkotisieren und lähmen.

	Kenn-buchstabe	Ab-teilung
Bariumsalze, soweit nicht aufgeführt, ausgenommen:		
Bariumsulfat	X_n	3
Bariumpolysulfide, BaS_x	X_i	
Kalium, K	C	
Kaliumpolysulfide, K_2S_x	C	
Kaliumsulfid, K_2S	C	
Lithium, Li	C	
Natrium, Na	C	

2.1.3 Basen und Säuren

Durch Basen und Säuren werden die Eiweiße der Haut und Schleimhaut denaturiert. Die Verletzungen ähneln den Schädigungen durch Verbrennungen. Die direkte chemische Einwirkung kann je nach wirksamer Aktivität des Ätzgiftes zur lokalen Reizung, Verätzung oder Nekrose führen.

Die wäßrigen Lösungen der Basen heißen **Laugen.** Sie ätzen im allgemeinen tiefer als Säuren vergleichbarer Dissoziation und Konzentration. Ihre gewebsquellende Wirkung ist bereits beim längeren Händewaschen in Seifenwasser („Seifenlauge") zu beobachten. Verätzungen durch Laugen führen relativ rasch zu schwer zu begrenzenden Verflüssigungen des Gewebes. Auf der Haut können Geschwüre und Ekzeme entstehen. Bei einer innerlichen Vergiftung quellen die Schleimhäute glasig auf. Die Lippen, der Mund, die Speiseröhre und der Magen sind betroffen. Die Schmerzen sind qualvoll. Durch einen schweren Kollaps kann der Tod eintreten. Auch eine durch Laugen ausgelöste Perforation (Durchbruch) des Magens kann tödlich enden. Zurückbleibende Stenosen (Verengungen) der Speiseröhre können eventuell später operiert werden.

Technisch verwendetes **Natriumhydroxid** kommt in Stangen, in Plätzchen oder in Schuppen als Ätznatron in den Handel. Das den Pfefferminzplätzchen ähnliche Aussehen der Rotulae ist in Haushaltungen mit Kindern bedenklich. Natriumhydroxid wird wegen seiner Fette verseifenden Wirkung zur Reinigung von Toiletten und Abflußrohren, zur Herstellung von Kernseifen und zu vielen organischen Synthesen eingesetzt. Für die Analytik sind unterschiedliche Natriumhydroxidlösungen notwendig. Ebenso wie **Kaliumhydroxidlösungen,** die wegen des höheren Preises weniger verwendet werden, sollen sie in Gefäßen mit Gummistopfen aufbewahrt werden, da Laugen eingeschliffene Glasstopfen durch Anlösen festsetzen. Wegen dieser Eigenschaft schnellen basische Lösungen beim Aufkochen im Reagenzglas hoch und kochen leicht über! Kaliumhydroxid wird zur Herstellung von Schmierseife und ebenfalls als Reinigungsmittel im Haushalt benutzt. Entsprechend der Stellung im Periodensystem ist Kaliumhydroxid als 15%ige Lösung mit einer Letaldosis von 10–15 ml gefährlicher als Natriumhydroxid mit einer Letaldosis von 15–20 ml bei gleicher Konzentration.

Die tödliche Dosis für konzentrierten **Salmiakgeist** liegt zwischen 20–30 ml. Die Gefährlichkeit dieser Flüssigkeit beruht auf dem hohen Dampfdruck des gelösten Ammoniaks. Beim unvorsichtigen Öffnen der Gefäße können die aufsteigenden Dämpfe die Augen, die Nase, den Rachen und die Bronchien reizen und eventuell eine Lungenentzündung oder sogar ein Lungenödem auslösen.

Säureverätzungen führen, wie bereits gesagt, in der Regel zu weniger tiefen, sonst jedoch den Laugenverätzungen ähnlichen Erscheinungen. Im Unterschied zu den schmierigen, schlüpfrigen, wenig begrenzten Gewebsmassen, die durch Einwirkung von Basen entstehen, bilden Säuren auf der Haut und Schleimhaut Schorf. Bei Resorption kann es zur Acidose kommen. Die Schwere der Vergiftungen hängt von der Menge, der Konzentration und den spezifischen Eigenschaften des Ätzgiftes ab. Die Magenfüllung spielt eine wichtige Rolle.

30- bis 33%ige rohe **Salzsäure** hat im leeren Magen eine Letaldosis von 15–20 ml. Sie wird zu Reinigungszwecken und als Lötwasser benutzt. **Salpetersäure** zu technischen Zwecken besitzt in der Regel einen Gehalt von etwa 65 %. Außer ätzenden hat sie oxidierende Eigenschaften, und deshalb haben 10–15 ml, auf leeren Magen eingenommen, tödliche Folgen. Sie löst bekanntlich Silber und trennt es als „Scheidewasser" von Gold. Mit einer Letaldosis von 5–10 ml ist konzentrierte **Schwefelsäure** die gefährlichste Mineralsäure. Sie ätzt stark, oxidiert und wirkt auf anorganische und organische Stoffe wasserentziehend. Bei Einnahme „verkohlen" die Schleimhäute unter Braunverfärbung. Der Vergiftete erbricht kaffeesatzartige Massen. Die zu technischen Zwecken 94- bis 98%ige Säure darf nur durch Eingießen in Wasser verdünnt werden. Die Hydratbildung verläuft stark exotherm, bei umgekehrten Verfahren würde das Ätzgift heftig verspritzen!

Von den organischen Säuren sind **Ameisensäure** und **Essigsäure** stark dissoziiert. Besonders die Ameisensäure entwickelt stark reizende Dämpfe. Für konzentrierte Essigsäure (98–99 %) werden Letaldosen von 30–50 g angegeben. Durch drei substituierte Chloratome ist **Trichloressigsäure** sehr viel stärker dissoziiert und tief ätzend. In 20%iger Lösung wird sie als Warzenentferner benutzt. Zum Schutz muß die umliegende gesunde Haut vor der Anwendung eingefettet werden.

Trichloressigsäure bildet zerfließende, farblose Kristalle. Die genannten anderen Säuren sind in flüssiger Form handelsüblich. Die meisten Verätzungen erfolgen durch versehentliches Trinken aus Getränkeflaschen und sonstigen Trinkgefäßen, in die Ätzgifte leichtfertig umgefüllt wurden.

Die *Erste Hilfe* ist ein Wettlauf mit der Zeit. So schnell wie möglich wird mit einer **Verdünnungstherapie** begonnen. Die betroffenen Körperstellen werden für 10–15 Minuten unter fließendem Wasser abgespült. Durch rasches Auswaschen kann ein tieferes Eindringen der Ätzgifte in das Gewebe vermieden werden! Anschließend wird die verätzte Haut wie eine Verbrennung versorgt. Brandgel oder Brandbinden eignen sich gut als Wundverschluß. Unter Umständen reicht ein steriles Abdecken. Salbenverbände oder Puder sind ungeeignet. Sie schreiben dem Arzt, der weder Salben- noch Puderreste entfernen kann, die Therapie vor. Größere Defekte müssen in jedem Fall ärztlich behandelt werden, denn Verätzungen sind, wie bereits gesagt, sehr schmerzhaft und außerdem anfällig für Infektionen.

Auch *Verätzungen am Auge* werden unter dem offenen Wasserhahn für 15–20 Minuten verdünnt. Der Helfer kann die Lider aufhalten und das Wasser von der Schläfe zur Nase in Richtung des Tränenflusses durchspülen. Eventuell kann auch das Oberlid aufgeklappt werden. **In keinem Fall** darf **eine Neutralisation** betrieben werden. Eine Säureverätzung würde selbst durch sehr schwache Basen noch tiefer in das Gewebe verschleppt. Auf einer durch Basen gequollenen Haut oder Schleimhaut wären schwache Säuren ebenfalls falsch. Eine Neutralisationstherapie gilt daher als veraltet. Jedoch zeigt die Therapie mit Pufferlösungen von primärem und sekundärem Natriumphosphat guten Erfolg. Sie sind in Form von Augentropfen und -salben als Isogutt® im Handel.

Die gleichen Prinzipien gelten bei einer innerlichen Verätzung: Zur Verdünnung des Ätzgiftes soll reichlich Wasser getrunken werden. Erbrechen herbeizuführen ist verboten, da die erneute Kontamination für den Ösophagus vermieden werden soll. Auch können Konvulsionen (Krämpfe) Perforation auslösen. Eine Magenspülung erhöht die Gefahr der Perforation und ist zu unterlassen. Als Pufferlösung bietet sich, falls vorhanden, Milch an. Sie kann gegebenenfalls mit Wasser ergänzt werden. Säureverätzungen dürfen mit angeschüttelter Magnesia usta behandelt werden. Die Gabe jeglicher Carbonate ist kontraindiziert, da durch H_3O^+ aus ihnen CO_2 entwickelt wird, das durch den Gasdruck zur Ruptur der geschädigten Magenwand führen kann. Selbstverständlich muß die weitere Behandlung einer Verätzung klinisch erfolgen.

	Kenn-buchstabe	Abteilung
Ameisensäure 90 %, HCOOH	C	
Ameisensäure 25–90 %	C	
Ammoniak, wasserfrei, NH_3	T	
Ammoniaklösungen 35 %	C	
Ammoniaklösungen 10–35 %	X_i	
Dichloressigsäure, $CHCl_2-COOH$	C	2
Essigsäure 90 %, CH_3-COOH	C	
Essigsäure 25–90 %	C	
Essigsäureanhydrid	C	
Kaliumhydroxid, KOH	C	3
Kaliumhydroxidlösung > 5 %	C	bis 5 % ausge-
Kaliumhydroxidlösungen 1–5 %	X_i	nommen
Natriumhydroxid, NaOH	C	3
Natriumhydroxidlösung > 5 %	C	bis 5 % ausge-
Natriumhydroxidlösungen 1–5 %	X_i	nommen
Salpetersäure > 70 %	C	3
Salpetersäure 20–70 %	C	
Schwefelsäure > 15 %	C	bis 15 % aus-
Schwefelsäure 5–15 %	X_n	genommen
Trichloressigsäure	C	2
Salzsäure s. Halogene		

2.1.4 Schwermetalle und Metalloide

Einige Schwermetalle sind essentielle Elemente, der Körper ist also auf ihre Zufuhr mit der Nahrung angewiesen. Wie Leichtmetalle können sie bei falscher Dosierung gefährlich werden. Die Homöostase ihnen gegenüber ist gering. **Homöostase** ist die Verteidigung des Organismus gegen Aggressionen der Umwelt und seine Fähigkeit zur Anpassung. Verschiedene physiologische Einrichtungen stellen nach einer Störung des Normalzustandes diesen wieder her. Sie erlauben bei der Aufnahme von Leichtmetallverbindungen eine gewisse Variation der Mengen. So vermag z. B. der Organismus durch verschiedene Funktionen den Kochsalzgehalt einer salzarmen Nahrung oder einer stark salzhaltigen Kost relativ gut auszugleichen. Schwermetalle sind jedoch bereits bei kleinen Dosisüberschreitungen schädlich.

Lebensnotwendige **Biometalle**, wie Fe, Zn, Mn, Cu und Co, können zu Giften und, wie Cu, Co, Mn und Se, zu Karzinogenen werden. Sogar für Fe und Zn werden neuerdings karzinogene Wirkungen diskutiert.

Als Beispiel:

Der Normalbestand eines gesunden Mannes an **Eisen** beträgt 4—5 g. Aus den im Stoffwechsel abgebauten Eisenverbindungen wird Eisen zur Neuverwertung zurückgewonnen. Die täglichen Verluste liegen bei etwa 1 mg und werden normalerweise leicht mit der Nahrung ersetzt. Im Körper wird Eisen in etlichen Enzymen benötigt, so in der Katalase und in den Cytochromen der Atemkette. Zu den Eisenproteiden ohne katalytischen Charakter gehören Hämoglobin (roter Blutfarbstoff), Myoglobin (Muskelfarbstoff), Ferritin und Hämosiderin (Depoteisen). Die normale Eisenkonzentration im Serum beträgt etwa 100 μg/100 ml. Maximal kann Serum etwa das Dreifache binden. Wird die Menge von 300 μg/100 ml überschritten, kommt es zu Vergiftungen. Die Therapie mit parenteralen Eisenpräparaten ist deshalb schwierig. Die orale Behandlung der Eisenmangelanämie ist einfacher, da ein besonderes Transportsystem in der Mucosa des Darmes die Aufnahme des Eisens aus dem Darmlumen in das Blut in den benötigten Dosierungen steuert. Bei übergroßem Angebot wird das Darmepithel geschädigt, das Eisen diffundiert ungehindert ins Blut. Die Folgen sind Lähmungen, Kollaps, Blutungen. Sie können zum Exitus führen. Durch das Außerkrafttreten des im Laufe der Evolution in unendlich langer Zeit entwickelten Schutzmechanismus wird das Biometall zum Gift.

Die Vergiftung durch Eisen beginnt mit einer Schleimhautschädigung im Magen und im Darm. Viele Schwermetalle fällen Proteine, wirken adstringierend. Sie sind, wie aus der Analytik bekannt, *S-affin* und reagieren deshalb mit Sulfhydrylgruppen. Auch $-NH_2$-, $-OH$- und $-COOH$-Gruppen können blockiert werden. Die wichtigste Hemmfunktion der Schwermetalle beruht aber auf ihrer Fähigkeit, Komplexe zu bilden. Schwermetalle besitzen eine besondere Affinität zu den funktionellen Zentren der Enzyme, die sie durch koordinative Bindungen außer Funktion setzen können. Die verschiedenen Schwermetalle zeichnen sich durch besondere Affinitäten zu unterschiedlichen Enzymen aus. Sie verhalten sich organotrop. Nur so sind die variierenden Vergiftungserscheinungen zu verstehen.

Die **Behandlungsmöglichkeiten** sind jedoch recht einheitlich und werden deshalb hier vorangestellt. Die Therapie nutzt die Neigung der Schwermetalle zur Komplexbildung positiv. Sie beruht in der Regel auf der Zuführung von *Chelatbildnern,* die größere Affinitäten zu den Giften besitzen als die Gifte zu den Enzymen. Die resultierenden Gift-Antidotkomplexe sind meist wasserlöslich und werden schnell über die Nieren ausgeschieden. Eventuell entziehen sie aber biologisch wichtige Spurenmetalle. Diese Nebenwirkung muß bei mehrmaligem Einsatz beachtet werden.

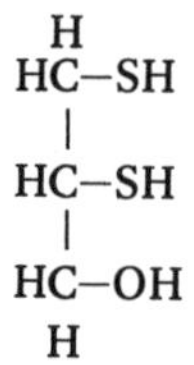

Der älteste Chelatbildner gegen Schwermetallvergiftungen ist das British-Anti-Lewisit, das gegen arsenhaltige Kampfgase entwickelt wurde. Im Arzneibuch ist es mit dem Namen **Dimercaprol** (Dimercaptopropanol) aufgenommen. Das Dithioglycerin wird als Sulfactin® gehandelt und muß laut *ApoBO Anlage 3* in jeder Apotheke vorrätig sein. Nach neueren Ansichten sollte es nur noch gegen Arsen-, Antimon-, Wismutvergiftungen und eventuell auch gegen Intoxikationen durch anorganische Quecksilberverbindungen eingesetzt werden. Die Bindung an BAL erhöht bei Bleiverbindungen die Lipophilie und damit die Giftigkeit.

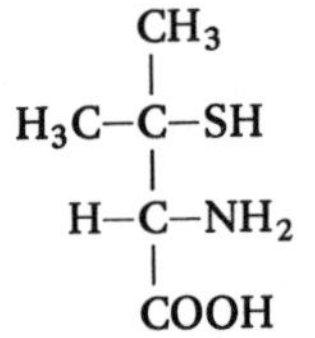

Eine Weiterentwicklung ist das **D-Penicillamin** = *β*, *β*-Dimethyl-D-cystein, mit anderen Worten: ein dimethyliertes Cystein in D-Anordnung, das als nicht-natürliche Aminosäure nicht in Eiweiße eingebaut wird. Durch die Anordnung an einem tertiären C-Atom ist die Sulfhydrylgruppe stabilisiert. Der Name Metalcaptase® weist auf Eigenschaften und Anwendungen hin.

Penicillamin kann gegen Bleivergiftungen eingesetzt werden, die generell mit BAL nicht behandelt werden dürfen, denn BAL-Blei-Komplexe sind häufig toxischer als viele Bleiverbindungen. Gut geeignet ist Metalcaptase® ebenfalls bei Cu-, Hg-, Au-, Co- und Zn-Vergiftungen. Allerdings kann im Laufe einer mehrwöchigen Behandlung das Biometall Kupfer dem Organismus entzogen werden, das dann anschließend in physiologischen Dosen substituiert werden muß. Metalcaptase® ist Antagonist des Vitamin B_6, das bei einer längeren Zufuhr ebenfalls ergänzt werden soll. Im übrigen wird dieses Präparat in der antirheumatischen Therapie benutzt.

Penicillamin kann oral verabreicht werden, der Chelatbildner **EDTA** wird i. v. infundiert. Er wird als Calciumdinatriumsalz zugeführt, um calciprive Effekte zu vermeiden.

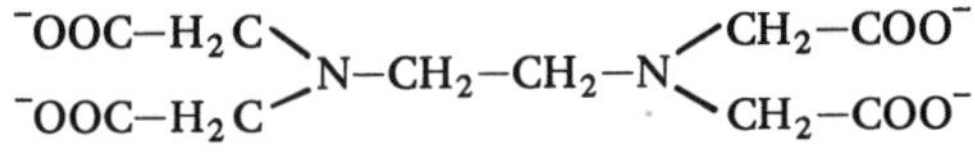

Schwermetalle verdrängen das mehrzähnig gebundene Calcium. Besonders geeignet ist Calcium-dinatriumaethylendiamintetraacetat zur Behandlung von akuten und chronischen Bleivergiftungen.

Die *Erste Hilfe* bei einer akuten Schwermetallvergiftung wird zunächst versuchen, die Resorption der oral aufgenommenen Metallverbindungen durch Entleerung zu verhindern oder durch Adsorption zu verringern. Gaben von Eiweiß und Schleim präzipitieren Schwermetalle und vermindern zumindest die lokale Ätzwirkung auf die Magenschleimhaut.

Blei

In der Anlage I, die die Bundesländer in Anlehnung an die EG-Richtlinie erließen, wurden außer den mit T gekennzeichneten Bleialkylen die Bleiverbindungen mit dem Kennbuchstaben X_n versehen. Denn akute Bleivergiftungen sind selten, die Letaldosen liegen hoch. Oral aufgenommenes Blei wird schlecht resorbiert. Außerdem fangen Erythrocyten Blei im Blut ab. Im Knochen wird Blei in Form von $Pb_3(PO_4)_2$ als Depot abgelagert.

Gefürchtet sind vielmehr *chronische Bleivergiftungen.* Unter den gewerblichen Krankheiten spielen sie nach wie vor eine größere Rolle. Häusliche Bleivergiftungen wurden durch einschränkende Verordnungen reduziert. So dürfen Innenanstriche nur noch bis zu 2 % Blei enthalten, die Herstellung von Bedarfsgegenständen aus Blei und Zink ist verboten. Bleisilikathaltige Glasuren (Bleiglas ist niedrig schmelzend und deshalb billig) werden in Deutschland nicht mehr hergestellt, Trinkwasserrohre aus Blei in Neubauten nicht mehr verlegt. Zwar überziehen sich Bleirohre relativ rasch mit schwerlöslichen Carbonaten und Sulfaten, die aber durch Wärme und saure Bestandteile wie Huminsäuren und CO_2 bei längerer Verweildauer gelöst werden können.

Bedenklich ist heute noch die Bleikonzentration in der Luft. Mit den Auspuffgasen kann Blei als Oxid oder Carbonat eingeatmet und als feines Aerosol gut resorbiert werden. Bleihaltiger Staub schlägt sich auf Wiesen und Feldern neben Autostraßen nieder und kontaminiert Viehfutter und menschliche Nahrung. Seit 1972 ist die Verwendung von Bleitetraaethyl, $Pb(C_2H_5)_4$, als Antiklopfmittel gesetzlich eingeschränkt.

Blei hemmt mehrere Enzyme der Hämoglobinsynthese. Appetitlosigkeit, Blässe, Müdigkeit, Konzentrationsmangel, Gedächtnisschwund sind die ersten Folgen. Durch Angriff auf die glatte Muskulatur des Darmes werden Obstipationen und Spasmen: „Bleikolik" ausgelöst. Das „Bleikolorit" ist nicht nur anämisch, sondern auch durch Spasmen der Gefäßmuskulatur bedingt, die weiterhin zu Schrumpfniere und Bleiencephalopathie mit Krämpfen, Erregungen, Depressionen führen. Auch motorische Nervenzellen werden gelähmt, wodurch die oberen Extremitäten betroffen sind. Eine chronische Bleivergiftung kann eventuell am „Bleisaum", einer Ablagerung von dunklem Bleisulfid am Zahnfleischrand, sichtbar werden.

In der Analytik werden die löslichen Bleisalze $Pb(NO_3)_2$ und $Pb(CH_3 \cdot COO)_2$ zum Nachweis der Sulfide benutzt. Bleiacetat oder Bleizucker wurde früher zu Bleiessig, Liquor Plumbi subacetici, und weiter zu Aqua Plumbi verarbeitet. Bleiglätte = PbO = Lithargyrum sowie Mennige = Pb_3O_4 = Minium und basisches Bleicarbonat = $Pb_3(CO_3)_2(OH)_2$ = Cerussa = Bleiweiß haben in der Pharmazie keine Bedeutung mehr.

Zur *Ersten Hilfe* bei einer Bleivergiftung kann außer den allgemein genannten Möglichkeiten Natriumsulfat gegeben werden, um unlösliches Bleisulfat auszufällen.

Arsen

Das Metalloid Arsen ist in der metallischen Modifikation ungiftig, das nichtmetallische, gelbe Arsen ist giftig. In früheren Jahrhunderten wurde das metallische Vorkommen Scherbenkobalt und Fliegenstein benannt. Beim Verhütten verflüchtigten sich die metallartigen Scherben, die Bergleute glaubten sich von einem Kobold genarrt. Der Name Fliegenstein weist auf die Anwendung als Insektizid hin. Die schalenförmigen Bruchstücke wurden mit Zuckersirup gefüllt, der die Fliegen anzog und hinreichend Arsen löste, um Fliegen zu töten. Die natürlich vorkommenden Arsensulfide sind ungefährlich. Die Sauerstoffverbindungen der III-wertigen Oxidationsstufe wie Arsenik = As_4O_6, Arsenite = AsO_3^{3-} und Metarsenite = AsO_2^- sind stark toxisch. Arsen (V) ist weniger schädlich, da es im Organismus nur teilweise reduziert wird.

Arsen (III) oxid wird zum Klären des Glasflusses als Glasmacherseife eingesetzt. Das Arzneibuch führt As_4O_6 als Urtitersubstanz.

Zur Gehaltsbestimmung von Natriumperjodat wird **0,1 N-Natriumarsenitlösung** vorgeschrieben. Schweinfurter Grün und Bleiarsenit wurden im Pflanzenschutz verwendet. Im Weinbau ist der Gebrauch von arsenhaltigen Pestiziden allerdings grundsätzlich verboten. Für arsenhaltige Farben gelten besondere Einschränkungen.

Fontane beschreibt in seinen Erinnerungen das Kränkeln der bei seinem Vater angestellten Apotheker, das er bei seiner späteren pharmazeutischen Ausbildung als chronische Arsenvergiftung erkannte. Das Zimmer der „Provisoren" war mit Scheele's Grün gestrichen. In der feuchten Swinemünder Luft hatten die Bakterien aus dem Kupfermetarsenit laufend Arsenwasserstoff reduziert.

Arsenwasserstoff ist als Inhalationsgift besonders gefürchtet. Er ruft Hämolyse hervor, die Hypoxie auslösen kann. Gleichzeitig verstopfen Hämoglobinzylinder die Nierenkanälchen, daraus resultiert eine Anurie. Der Tod kann in Stunden eintreten. Überall bei der Reduktion des in Säuren oder in Metallen enthaltenen Arsens kann sich AsH_3 entwickeln. Schwefel und Sulfide kommen häufig mit Arsen verunreinigt vor! Das Arzneibuch läßt bei allen mit Schwefelsäure hergestellten Verbindungen auf Arsen prüfen, da bereits die Kontamination mit geringsten Mengen wegen der karzinogenen Wirkung vermieden werden soll. (Weitere Erscheinungen s. S. 14).

Antimon

Antimon besitzt ähnliche Eigenschaften wie Arsen, hat aber eine geringere toxikologische Bedeutung, da Antimonverbindungen emetisch wirken und von gesunden Menschen erbrochen werden. In der Barockzeit wurde Antimon als „ewige Pille" im Weinglas aufgehoben. Der Wein löste kleine Mengen zum Tartrat. Bei fulminanten Mahlzeiten wurde davon schluckweise gereicht, um für weitere Gänge Platz zu schaffen. Brechweinstein (Kaliumantimonyltartrat) wird heute in Deutschland nicht mehr rezeptiert. Antimon (III) chlorid wird als Reagenz und als Sprühreagenz für die DC benutzt. Die Platten müssen unter dem Abzug besprüht werden.

Wismut

Wismutvergiftungen ähneln Bleivergiftungen. Dragendorfs Reagenz, $K[BiJ_4]$, wird als Gruppenreagenz und Sprühreagenz auf Alkaloide benutzt. Der Sprühvorgang muß unter dem Abzug vorgenommen werden. Die Therapie mit wismuthaltigen Präparaten, wie basischem Wismutgallat, -nitrat und -carbonat, ist inzwischen wegen der Gefahr von Intoxikationen umstritten. Länger als drei bis vier Wochen sollte eine Behandlung nicht dauern.

Chrom

Chrom (VI)-Verbindungen werden technisch als Beizmittel für Holz und Leder verwendet. In Form der Chrom-Schwefelsäure, einer Mischung aus Kaliumdichromat und konzentrierter Schwefelsäure, dienen sie zu Reinigungszwecken. Mit Lösungen von Chrom (VI) oxid, sogenannter „Chromsäure", ätzt der Arzt im HNO-Bereich. In nichtgezielter Anwendung sind sie stark toxisch: sie zerstören organische Substanzen oxidativ.

Dabei werden die Chromate CrO_4^{2-}, Dichromate $Cr_2O_7^{2-}$ oder Chrom (VI) oxid zu Cr (III) reduziert, das mit Proteinen oder Enzymen Komplexe bilden kann, in denen das Chrom (III)-Zentralatom wiederum als Elektronendonator wirkt. Die verätzten Schleimhäute sind an ihrer grünen Farbe als chromvergiftet zu erkennen. Häufig bilden sich an den Kontaktstellen schlecht heilende Geschwüre. Sehr verbreitet sind Chromallergien, die häufig auf Chromfarben zurückzuführen sind. Chromate sind karzinogen. Die Verwendung sollte möglichst eingeschränkt werden. Der Gebrauch von Kaliumdichromat-Schwefelsäure ist nicht mehr zu verantworten, da die an Glasgefäßen haftenden Chromatreste durch Spülen schlecht zu beseitigen sind.

Mangan

Manganvergiftungen treten überwiegend chronisch auf. Kaliumpermanganat, $KMnO_4$, wirkt erst in einer Konzentration über 5 % stark ätzend. Die Letaldosis liegt zwischen 5–10 g.

Quecksilber

Metallisches Quecksilber gilt als ungiftig. Durch den hohen Dampfdruck werden jedoch giftige Quecksilbermoleküle frei, die inhaliert werden können. Aus zerbrochenen Thermometern, Manometern, Behältern mit Hg-Sperrflüssigkeiten und Hg-Dampflampen auslaufendes Quecksilber muß deshalb entfernt werden. Das ist mühsam, weil sich Quecksilber durch seine hohe Oberflächenspannung in kleinste Tröpfchen zerteilt. Als Hilfsmittel kann Jodkohle oder Mercurosorb dienen.
Quecksilber (I)-Verbindungen sind weniger toxisch als Quecksilber (II)-Verbindungen. **Calomel,** Hg_2Cl_2, als Abführmittel ist jedoch obsolet, da ein nicht kontrollierbarer Anteil im Darm oxidiert werden kann. **Quecksilber (II) nitrat,** $Hg(NO_3)_2$, wird als Beizmittel in der Pelzindustrie, **Quecksilber (II) chlorid** = $HgCl_2$ = Sublimat als Reagenz und Desinfektionsmittel benutzt. Organische Quecksilberverbindungen wie **Phenylquecksilberborat** und **-nitrat** als Desinfizientien sind ebenso bedenklich wie der vielfältige Einsatz der organischen Hg-Verbindungen als Saatbeizmittel, in denen die ausgezeichnete fungizide Wirkung des Quecksilbers ausgenutzt wird. Phenylquecksilberacetat dient großtechnisch als Katalysator bei Polymerisationen. Quecksilberelektroden benötigt die Leichtmetallindustrie. Gelbe und rote **Quecksilberoxide** werden den Schutzanstrichen der Schiffsrümpfe beigemischt, um das Ansetzen von Muscheln und Algen zu verringern. Die zunehmende Verwendung von Hg in allen möglichen Formen und das Einleiten der quecksilberhaltigen Abwässer in Flüsse und Seen hat zu einer ansteigenden Verseuchung der Gewässer, der Wasserpflanzen und -tiere geführt. Der vermehrte Quecksilbergehalt der Luft wird auf das Verbrennen von quecksilberhaltigen Abfällen zurückgeführt. Quecksilber befindet sich in Batterien von Kleinstgeräten wie Photo-, Film- und Hörapparaten! Der Verbraucher sollte beim Einkauf neuer Batterien die abgenutzten dem Fachhändler zurückbringen.

Durch Plankton und Landpflanzen wird Quecksilber methyliert. Methylquecksilber ist außerordentlich beständig und bildet auch die Speicherform im menschlichen Organismus.

Pharmazeutisch werden Quecksilbersalben verwendet. Aus der Fettgrundlage kann Quecksilber bestens durch die Haut resorbiert werden. Der therapeutische Einsatz einer Präzipitatsalbe sollte deshalb begrenzt werden. Quecksilberchlorid als Reagenz wurde bereits erwähnt. Auch Quecksilberkomplexe wie **Mayers Reagenz,** $K_2[HgJ_4]$, das mit NaOH gemischt **Neßlers Reagenz** ergibt, sind giftig. Mayers Reagenz dient als Gruppenreagenz zum Alkaloidnachweis und Neßler reagiert bekanntlich auf Spuren von Ammoniak und Ammoniumionen. Lediglich Quecksilbersulfid = HgS = Zinnober = Cinnabaris ist untoxisch, da es nur in Königswasser löslich ist.

Quecksilber hat eine besondere Affinität zu bestimmten Enzymen der Nierentubuli, außerdem sind einige Regionen des ZNS betroffen. Akute Quecksilbervergiftungen führen durch die auftretenden Ätzwirkungen zunächst zu heftigem Erbrechen und Gastroenteritis. Die Nieren reagieren zuerst mit Polyurie, später kann eine Anurie den Tod herbeiführen. In der Mundhöhle löst Quecksilber Stomatitis und schmerzhafte Gingivitis aus. Zahnverluste sind zu befürchten. Bei den chronischen Vergiftungen sind zentralnervöse Erscheinungen ausgeprägter: Tremor, schließlich Schlaflosigkeit, geringere Merkfähigkeit, Erregbarkeit einerseits und Ängstlichkeit andererseits.

Cadmium

Zinkerze enthalten oft das gefürchtete Cadmium. Es fällt bei der Verhüttung in Zink-, Blei- und Kupferhütten als feinverteiltes Cadmiumoxid in Abgasen oder in anderer Form in Rückständen der Elektrolyse an. Mit Phosphatdünger kann es in den Ackerboden gelangen. Aus Stabilisatoren für Kunststoffe, aus Farben, Batterien und Legierungen reichert es sich als Abfallprodukt in der Umwelt an. Als Überzug von Eisen wird es nach wie vor verwendet. Nur das „Verkadmieren" von Wasser- und Speisebehältern ist seit 30 Jahren verboten.

Cadmiumsalze denaturieren besonders stark Eiweiße. Bei Inhalationen treten deshalb Lungenödeme auf, bei oraler Aufnahme heftige Reaktionen im Magendarmtrakt.

Gleichzeitig bindet sich Cadmium an Blut- und Gewebeeiweiße und ruft deshalb chronische Vergiftungen an den Nieren und der Leber hervor. Außerdem zeigen sich Knochendefekte. Langanhaltende Einatmung äußert sich in Degenerationen der Schleimhäute des Nasenrachenraumes und der oberen Luftwege. Chronische Einwirkung entkoppelt die Zellatmung: die Enzyme der Atemkette arbeiten quasi im Leerlauf, die gewonnene Energie kann nicht gespeichert werden. Hierdurch erklärt sich die allgemeine Kachexie. Schon die orale Aufnahme von 30–40 mg Cd^{2+} kann tödlich sein.

Silber

Reines Silber ist ungiftig. Geringwertige nickelhaltige Silberlegierungen, wie sie bei Modeschmuck relativ häufig verwendet werden, lösen jedoch Nickelekzeme aus.

Silbernitrat, $AgNO_3$, ist ein Ätzgift. Versehentlich 10%ig hergestellte Augentropfen haben schon zu Erblindungen geführt. Auf der Haut bleiben die Verätzungen oberflächlich und sind als schwarze Flecke („Höllenstein") zu erkennen, die durch Reduktion des Silber-Ions zu nullwertigem Silber entstehen. Sie können mit $Na_2S_2O_3$-Lösung entfernt werden.

Thallium

Thalliumvergiftungen zeigen einen besonderen, charakteristischen Verlauf. Thallium ist Epithel- und Nervengift. Nach der Aufnahme kommt es zunächst zu Übelkeit und Erbrechen. Nach einigen beschwerdefreien Tagen treten Überempfindlichkeiten an den Extremitäten auf, Wadenkrämpfe, Schlaflosigkeit. Am 13. Tag oder später fällt das Haupthaar aus.

Periphere Lähmungen und psychische Störungen, die für die 3. und 4. Woche typisch sind, können bestehen bleiben.

Thallium tritt in seinen Verbindungen + I- und + III-wertig auf. Die höhere Oxidationsstufe wird im Organismus erst reduziert. Chelatbildner können jedoch ein I-wertiges Metall nicht einbauen. Die Therapie ist deshalb schwierig. Neuerdings wird kolloidales Berliner Blau, Eisen (III) hexacyanoferrat (II), für die Behandlung vorgeschlagen.

Thalliumsulfat, Tl_2SO_4, wird in Zelio®-Paste und Zelio®-Körnern als Rodentizid ausgelegt. Da die Vergiftung bis zum Exitus der Nagetiere langsam verläuft, werden die Tiere nicht köderscheu.

	Kenn-buchstabe	Ab-teilung
Antimontrichlorid, $SbCl_3$	C	3
Arsen, As_4	T	1
Arsen-Verbindungen, soweit nicht aufgeführt	T	1
Salze der arsenigen Säure, Arsenite, AsO_3^{3-}	T	
Arsenpentoxid, As_4O_{10}	T	
Arsensäure, H_3AsO_4	T	
Salze der Arsensäure, Arsenate, AsO_4^{3-}	T	
Arsentrioxid, As_4O_6	T	
Blei-Verbindungen, soweit nicht aufgeführt	X_n	3
Bleialkyle	T	
Chromtrioxid, Chromsäureanhydrid, CrO_3	C	3
Kaliumantimonyltartrat, $COOK\cdot(CHOH)_2\cdot COO\cdot SbO$	X_n	2
Kaliumdichromat, $K_2Cr_2O_7$	X_i	
Kaliumpermanganat, $KMnO_4$	X_n	
Mangandioxid, Braunstein, MnO_2	X_n	
Quecksilber	T	
Quecksilberverbindungen, anorganische, soweit nicht aufgeführt, ausgenommen Quecksilber (II) sulfid (Zinnober)	T	1

	Kennbuchstabe	Abteilung
Quecksilber (I) chlorid	X_n	3
Quecksilber (II) oxicyanid	T	
Quecksilberverbindungen, organische, soweit nicht aufgeführt	T	
Phenylquecksilbersalze	T	
Silbernitrat	C	3 Silbersalze, ausgenommen Halogenide
Thallium	T	
Thallium-Verbindungen	T	
Uran	T	
Uran-Verbindungen	T	
Zinkchlorid, $ZnCl_2$	C	3 Zinksalze
Zinntetrachlorid, $SnCl_4$	C	3 Zinnsalze
Zinnverbindungen, organische, soweit nicht aufgeführt	C	2

Schwermetallhaltige Farben sind in der Anlage I der Giftverordnung zusammengefaßt. In den Sonderbestimmungen der GV werden für Farben die Vorschriften erleichtert, falls sie in abgabefertigen Packungen als Stifte, Pasten, Steine, Tuben und andere Kleinpackungen in den Verkehr gebracht werden. Nur Arsen-, Quecksilber- und Uranfarben sind wie übliche Gifte mit allen Einschränkungen zu handhaben.

Arsenhaltige Farben	s. o.
Antimonhaltige Farben	z. B. Goldschwefel Sb_2S_5
Bariumhaltige Farben	z. B. Bariumchromat, $BaCrO_4$, Barytgelb
Bleihaltige Farben	z. B. Bleiglätte, Lithargyrum, PbO Mennige, Pb_3O_4 Muschelgold, PbJ_2 Postgelb, $PbCrO_4$ Bleiweiß, $Pb_3(CO_3)_2(OH)_2$
Cadmiumhaltige Farben	
Chromhaltige Farben	s. o.
Quecksilberhaltige Farben	z. B. rotes und gelbes Quecksilberoxid, HgO Zinnober, HgS (ausgenommen wegen seiner Unlöslichkeit)
Uranhaltige Farben	
Zinkhaltige Farben	z. B. Zinkgelb, $ZnCrO_4$ Zinkweiß, ZnO, ist ausgenommen
Zinnhaltige Farben	z. B. Musivgold, SnS_2, ist ausgenommen

2.1.5 Phosphor und Phosphorwasserstoff

Phosphor

In der EG-Richtlinie ist Phosphor noch enthalten. Ebenfalls haben ihn andere Länderverordnungen aufgeführt. Giftig ist nur die weiße oder gelbe P_4-Modifikation, die gelegentlich zur Vernichtung von Ratten, Dachsen, Füchsen und Krähen verarbeitet wird. Phosphor muß zu diesem Zweck zunächst in flüssigem Paraffin gelöst werden – er ist lipophil – und kann dann weiter zu Latwergen angeteigt oder mit einer Injektionsspritze in Eier eingespritzt werden (Phosphoreier).

Da Phosphor autoxydabel ist, sich also an der Luft selbst entzündet, muß er sehr vorsichtig gehandhabt werden. Er schmilzt und verspritzt beim Verbrennungsvorgang: die Brandherde vervielfältigen sich. Er wurde deshalb im Krieg in Brandbomben abgeworfen.

Auf der Haut erzeugt gelber Phosphor tiefe, schlecht heilende Brandwunden. Bei oraler Aufnahme treten entsprechende Ätzwunden im Magendarmtrakt mit Erbrechen und Durchfällen auf. Nach einigen Tagen entwickeln sich Leberschädigungen. Die Letaldosis wird mit etwa 0,1 g angegeben.

In der *Ersten Hilfe* wird 1‰ige Kaliumpermanganatlösung verabfolgt, um den Phosphor zu ungiftigen Oxiden und Säuren zu oxidieren. Auch kann 1%ige Kupfersulfatlösung als Brechmittel gegeben werden, das gleichzeitig einen Teil des Phosphors in unlösliches Kupferphosphid, Cu_3P_2, entgiftet. Auch Phosphorverbrennungen auf der Haut werden mit Kupfersulfatlösungen, die 2%ig sein dürfen, behandelt.

Phosphor ist unter Verschluß, kühl, aber an einem frostfreien Ort, in einem Behältnis aus starkem Glas unter Wasser aufzubewahren. Das Glasgefäß soll wiederum in einer Blechbüchse, die mit Sand oder Asbest gefüllt ist, eingebettet sein.

Phosphorwasserstoff

PH_3 darf als hochgiftiger Stoff zur Vernichtung von Nagetieren und Insekten nur durch konzessionierte Betriebe angewendet und an solche verkauft werden. Phosphorwasserstoff entwickelnde Patronen und Phosphide fallen mit gewissen Einschränkungen unter die normalen Bestimmungen der Giftverordnungen.

Arrex®-Patronen werden in Wühlmausgängen abgebrannt und dringen als Räuchergift in die tiefgelegenen Höhlen und Flure eines Mäusebaus. Zunächst entstehen Phosphide, die mit der Bodenfeuchtigkeit zum Giftgas hydrolysieren.

$$Ca_3P_2 + 6\ H_2O \longrightarrow 3\ Ca(OH)_2 + 2\ PH_3$$

Analog setzen sich auch andere Phosphide nach oraler Aufnahme im Tierorganismus um. Sie werden als Fraß- und Ködergifte in Form von Granulaten, Pasten und Giftweizen in den Handel gebracht. Nicht sachgemäßes Auslegen gefährdet Kinder und Haustiere.

Eine akute Vergiftung beginnt mit Kopfschmerzen, Übelkeit, Erbrechen und Durchfall. Lungenödem und Atemlähmung können zum Exitus führen. Die Behandlung erfolgt symptomatisch. Die MAK von 0,05 ppm zeigt die außerordentlich hohe Toxizität.

	Kenn-buchstabe	Abteilung
Phosphor, weißer, gelber, auch roter, sofern er gelben enthält	T	1
Phosphorwasserstoff entwickelnde Verbindungen	T	1 bis zu 7 % 2

2.1.6 Sauerstofftransport und -übertragung hemmende Stoffe

Bei der **Atmung** wird Sauerstoff aus der Luft aufgenommen und Kohlendioxid an die Außenluft abgegeben. Durch feinste Gewebsschichten, die die Lungenbläschen (Alveolen) von den Haargefäßen (Kapillaren) trennen, tritt der Sauerstoff hindurch und wird zunächst vom Blut gelöst. Er wird überwiegend vom Hämoglobin der Erythrocyten locker gebunden. Das gebildete Oxyhämoglobin ($Hb \cdot O_2$) wird mit dem Blut in das Gewebe transportiert. Dort wird der Sauerstoff von den Zellen übernommen. Er baut in der „inneren Atmung" stufenweise energiereiche Substanzen in verschiedener Weise zu CO_2 und H_2O ab. Die gewonnene Energie wird im wesentlichen chemisch gespeichert. Das Endprodukt CO_2 wird wiederum durch das Blut abtransportiert. Es kann physikalisch im Blut gelöst oder unterschiedlich an Plasmaeiweiße und Proteine der Erythrocyten gebunden sein.

Eine Unterversorgung der Gewebe mit Sauerstoff wird als Hypoxie bezeichnet. Sie schädigt zuerst das Gehirn und kann in extremen Formen tödlich verlaufen.

Als *„Atemgifte"* werden allgemein Gase verstanden, die den Gasaustausch behindern. Sie sind nicht mit *„Inhalationsgiften"* zu verwechseln, die Stoffe darstellen, die lediglich dem Körper über den Respirationstrakt zugeführt werden und eine systemische Wirkung entfalten können.

Die *Erste Hilfe* bei einer Einschränkung der Atmung erfordert zunächst ein Freilegen oder Freihalten der Atemwege, die durch Schleim oder Erbrochenes verstopft sein können. Die Zunge muß am Zurückfallen gehindert werden. Das kann durch Überstrecken des Nackens und gleichzeitiges Anheben des Unterkiefers geschehen.

Die Zunge ist ebenfalls durch eine quer hindurch gesteckte Sicherheitsnadel zu fixieren. Als Atemspende wird Mund-zu-Nase-Beatmung durchgeführt. Falls vorhanden, kann eine Atemmaske luftdicht auf das Gesicht des Vergifteten gesetzt werden. Der angeschlossene Beutel soll rhythmisch bewegt werden. Bei einer klinischen Versorgung wird O_2 in der Regel mit 5 % CO_2 gemischt und unter Druck in Beatmungsgeräten oder ohne Druck in Sauerstoffzelten zugeführt. Die Regulierung der durch Sauerstoffmangel ausgelösten Acidose erfolgt durch Infusionen von Pufferlösungen wie $NaHCO_3$-Lösung oder Trispuffer. Bei der Behandlung von Vergiftungen durch Reizgase darf die Sauerstoffversorgung nur ohne Druck erfolgen. Der Vergiftete muß unbedingt ruhiggestellt werden.

Reizgase denaturieren Eiweiß. Die folgende Entzündung hemmt die Gasdiffusion und führt gegebenenfalls zur Ansammlung von seröser Flüssigkeit in den Alveolen: zum Lungenödem. Diese toxische Wirkung zeigen schlecht wasserlösliche, aber lipophile Gase wie Stickoxide und Phosgen in den unteren Bereichen des Atemtraktes, ohne zuvor die oberen Luftwege wesentlich zu reizen. Gut wasserlösliche Gase wie Ammoniak (s. o.), Formaldehyd und Schwefeldioxid führen sofort zu einer Reizung der oberen Lungenwege und in der Regel nicht zum Ödem.

Kohlenmonoxid

Kohlenmonoxid besitzt zu den Eisen (II)-Zentralatomen des Hämoglobins eine etwa 300mal stärkere Affinität als Sauerstoff. CO ist selber nicht spezifisch toxisch und wird wie O_2 reversibel am zweiwertigen Eisen des Hämoglobins gebunden. Die Giftwirkung beruht allein auf der Verminderung des Sauerstofftransportes. Durch die hohe Bindungstendenz von CO zu Hämoglobin können schon niedrige CO-Konzentrationen in der Luft gefährlich werden. Bei Ruheatmung führen z. B. 0,1 VOL % CO in der Luft in einer Stunde zu 30 % Hb · CO, in fünf Stunden ist die tödliche Grenze erreicht. Etwa 60–70 % Hb · CO sind innerhalb von 10 Minuten bis zu einer Stunde tödlich.

Die Hypoxie führt zu Mattigkeit, Unwohlsein, Kopfschmerz, Konzentrationsmangel, Herzklopfen, Schwindel, Schlaffheit, Gliederlähmung, Bewußtseinsschwund und Kollaps.

Das farb-, geruch- und geschmacklose Kohlenmonoxid ist ein besonders gefährliches Gas, weil es für den Menschen keinerlei Warnwirkung besitzt. Bei jeder unvollständigen Verbrennung in Kohleöfen, Gasbrennern, Gasthermen oder in Auspuffgasen kann Kohlenmonoxid entstehen. Noch immer tritt die CO-Vergiftung auch in Industrie- und Gewerbebetrieben häufig auf. Die MAK liegt bei 50 ppm. Diesen Wert erreichen starke Raucher bei einem täglichen Konsum von etwa 40 Zigaretten. Er entspricht einer Hb · CO-Konzentration von etwa 10 %, bei der bereits deutlich psychische Leistungsminderungen zu beobachten sind.

Schwefelwasserstoff

Schwefelwasserstoff entsteht durch Zersetzung von Eiweiß bei Sauerstoffmangel, daher erinnert der intensive Geruch an faule Eier. Doch tritt rasch Gewöhnung an dieses Warnsignal ein, so daß Gefahr besteht, unbemerkt das giftige Gas einzuatmen. Es blockiert wahrscheinlich Metallenzyme. Bei tödlichen Konzentrationen (1 400 ppm) treten Bewußtlosigkeit und zentrale Atemlähmung auf. Die sekundären Schädigungen beruhen auf einer Sauerstoffunterversorgung.

H_2S ist schwerer als Luft und sammelt sich u. a. am Boden von Faulbehältern und Düngegruben. Im Laboratorium entsteht er aus Schwermetallsulfiden und Säuren. Nachweise mit Schwefelwasserstoff sollen stets unter dem Abzug ausgeführt werden, denn auch geringere Konzentrationen können Spätfolgen auslösen! Selbst die Sulfide und Polysulfide des Calciums, Strontiums und Bariums, wie sie in *Enthaarungsmitteln* enthalten sind, können durch Resorption H_2S-Vergiftungen auslösen. Nach der Anwendung solcher Salben und Pasten darf die Haut nicht mit Seife gewaschen oder eingefettet werden!

Blausäure

Der Name Blausäure leitet sich von den tiefblauen Hexacyanoferratkomplexen Berliner Blau und Thurnbullsblau ab, aus denen früher Cyanwasserstoff hergestellt wurde. Die sehr schwache, farblose Säure riecht charakteristisch nach bitteren Mandeln, in denen sie glykosidisch gebunden vorkommt. Ihr Siedepunkt liegt bei 25,6° C. Als Gas wird sie zur wirksamen Entwesung von Speichern, Silos, Wohnungen, aber auch von Bekleidungsgegenständen, Matratzen und ähnlichem eingesetzt. Die Letaldosis liegt bei etwa 1 mg/kg Körpergewicht. Der Tod tritt innerhalb von Minuten nach der Inhalation oder nach cutaner Resorption ein. Wegen ihrer großen Gefährlichkeit regelt eine bundesrechtliche Verordnung den Umgang mit Blausäure als hochgiftiges Schädlingsbekämpfungsmittel.

Die Salze der Blausäure haben eine Letaldosis von etwa 0,25 g. Bei einer Einnahme setzt die Magensäure rasch HCN frei, deshalb kann die Wirkung ebenfalls nach Minuten erfolgen. Das Arzneibuch führt KCN als Reagenz. Technisch werden Cyanide als Metallhärtungs-, -lösungs- und -putzmittel verwendet.

Organische Verbindungen mit der $-C{\equiv}N$-Gruppe heißen **Nitrile.** Acetonitril, $CH_3 \cdot C{\equiv}N$, und Trichloracetonitril, $CCl_3 \cdot C{\equiv}N$, werden als Lösungsmittel und Insektizide gebraucht.

Blausäure liegt in den Aglykonen der blausäurehaltigen Glykoside häufig an Aldehyd- und Ketogruppen addiert als Cyanhydrin vor. Bittere Mandeln enthalten das **Amygdalin,** dessen Aglykon **Benzaldehydcyanhydrin** oder Mandelsäurenitril früher pharmazeutisch im Bittermandelwasser angewandt wurde.

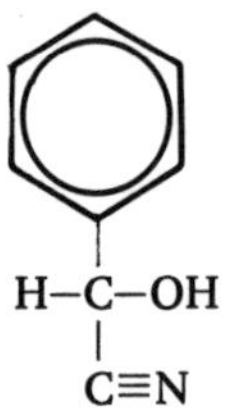

50–60 bittere Mandeln sind für einen Erwachsenen tödlich. Gefährdeter sind Kinder, für die 5–10 Stück letal sein können und die bekanntlich auch Stoffe mit abschreckendem Geschmack essen. Das Glykosid Prunasin macht die aufgeschlagenen Kerne der Aprikosen, Pfirsiche, Kirschen und Pflaumen zu bittermandelähnlich riechenden Gewürzen.

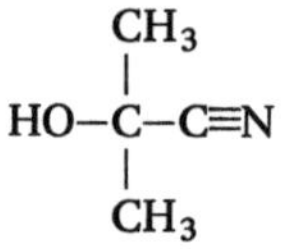

Das Aglykon des **Linamarins** der Leinsamen ist das **Acetoncyanhydrin.** 100 g Semen Lini können theoretisch tödlich sein. Die Blausäureglykoside werden jedoch nicht vollständig aus allen Zellen der Samen freigesetzt. Auch spaltet die Linamarase nur langsam und wenig HCN aus dem Glykosid.

Für Nitrile und Blausäureglykoside beträgt die *Latenzzeit* 1/4 – 1 Stunde. Mit anderen Worten: die Zeit zwischen der Aufnahme und dem Wirkungseintritt ist im Vergleich zu den anorganischen Cyaniden länger, eine schnell einsetzende Behandlung hat berechtigte Aussicht auf Erfolg.

Cyanide bilden mit einigen Schwermetallen Komplexe. Ausgeprägt ist die Affinität zum Eisen (III) der **Cytochromoxidase,** die früher Warburgsches Atemferment genannt wurde. Als Endglied der Enzyme der Atemkette reagiert Cytochromoxidase mit dem Atmungssauerstoff, in dem sie auf ein O_2-Molekül 4 Elektronen überträgt.

$$4\,Fe^{2+} \longrightarrow 4\,Fe^{3+} + 4\,e^-$$

$$4\,e^- + O_2 \longrightarrow 2\,O^{2-}$$

$$2\,H_2 \longrightarrow 4\,H^+ + 4\,e^-$$

$$4\,e^- + 4\,Fe^{3+} \longrightarrow 4\,Fe^{2+}$$

durch Cyanid blockiert

$$4\,H^+ + 2\,O^{2-} \longrightarrow 2\,H_2O + q$$

Durch die Hemmung des 3wertigen Eisens der Cytochromoxidase kann Sauerstoff nicht aktiviert werden. Die Oxidationsreaktionen in der Zelle sind blockiert. Es kommt zur „inneren Erstickung", obgleich genügend Sauerstoff durch das Blut aufgenommen und transportiert wurde.

Die Komplexbildung ist reversibel. Sie kann durch andere schwermetallhaltige Strukturen, die ebenfalls Cyanide einbauen, aufgehoben werden. Die **Therapie** kann außerdem die körpereigenen entgiftenden Enzymsysteme durch Anbieten von Schwefel katalysieren. Das geschieht durch i. v. Injektionen von 10%iger *Natriumthiosulfatlösung.*

$$CN^- \xrightarrow[\text{Na}_2\text{S}_2\text{O}_3\ :\ \text{S}]{\text{Sulfur-Transferase}} SCN^-$$

katalysiert

Diese schwefelübertragenden Enzyme, die früher als Rhodanase bezeichnet wurden, bauen physiologisch anfallende geringe Mengen von Cyaniden in weniger toxische Rhodanide um. Aus diesem Grund sind subletale Dosen Cyanid unschädlich bzw. chronische Vergiftungen bedeutungslos. Die Entgiftungskapazität von Natriumthiosulfat ist ausgezeichnet, die Wirkung setzt jedoch zu langsam ein.

Die Therapie wird deshalb in der Regel mit einem *Methämoglobinbildner* kombiniert. Cyanide bilden ebenfalls mit dem Eisen (III) des Methämoglobins Komplexe. Im Überschuß angebotenes Met·Hb kann das Cyanid aus dem Enzymkomplex an sich ziehen und die Enzyme befreien. Bis zu 30 % Met·Hb, das etwa die 2- bis 3fache letale Dosis binden kann, werden normalerweise ohne ernste Beschwerden vertragen. In der *Ersten Hilfe* werden dem Vergifteten zur Inhalation 2–3 *Amylnitrit*-Ampullen zerdrückt, die bis etwa 10 % des Eisen (II) im Hämoglobin zum Eisen (III) des Met·Hb oxidieren. *Natriumnitrit* kann i. v. injiziert werden, das bringt jedoch durch Vasodilatation die Gefahr eines Kreislaufkollaps mit sich. Günstiger ist die Injektion von p-Dimethylaminophenol-Lösung (DMAP), das in einer Dosierung von 3 mg/kg Körpergewicht 30 % des Hämoglobins in Met·Hb umwandelt, ohne wesentliche Nebenwirkungen auszulösen. Durch die Kombination der Natriumthiosulfattherapie mit Met·Hb-Bildnern wurde im Rattenversuch die Letaldosis auf das 18fache erhöht!

Cyanide zeigen ebenfalls die Neigung, mit *Cobaltverbindungen* Komplexe zu bilden. Als Antidot wird Vitamin B_{12a} = Aquocobalamin injiziert. Cyanide verdrängen das Wasser aus der 6. Ligandenstelle des Cobalts und bilden Cyanocobalamin, das als Vitamin B_{12} völlig ungiftig ist.

$$\gtrless Co \lessgtr H_2O + CN^- \longrightarrow \gtrless Co \lessgtr CN + H_2O$$

Leider sind Aquo-Cytobion®-Ampullen oder andere Handelspräparate teuer und stehen wenig zur Verfügung, deswegen wird zur Behandlung auch Cobalt-EDTA angeboten.

Symptomatisch für eine Blausäurevergiftung ist eine vertiefte Atmung und die Rotfärbung der gesamten Haut. Da Sauerstoff nicht von den Zellen übernommen wird, enthält auch das venöse Blut $Hb \cdot O_2$, es bleibt hellrot! In schneller Folge treten Übelkeit, Erbrechen, Krämpfe und Atemlähmung auf.

Die Einnahme von **Cyanokomplexen** führt in der Regel nicht zum Tod. Magensäure setzt nur langsam subletale Dosen von Blausäure frei, z. B. aus dem gelben Blutlaugensalz, Kaliumhexacyanoferrat (II), $K_4[Fe(CN)_6]$, oder aus dem roten Blutlaugensalz, $K_3[Fe(CN)_6]$.

	Kenn-buchstabe	Ab-teilung
Acetoncyanhydrin		1
Acetonitril	T	1
Acrylnitril, $CH_2{=}CH{-}C{\equiv}N$	T	1
Benzaldehydcyanhydrin	T	1
Bittermandelöl, blausäurehaltiges	T	
Cyanide	T	1
ausgenommen: komplexe Cyanide		
Cyanwasserstoff, HCN, Blausäure	T	1
Kohlenmonoxid, CO	T	
Trichloracetonitril, $CCl_3{-}C{\equiv}N$	T	1

Methämoglobinbildner

Der Blutfarbstoff *Hämoglobin* (Hb) besteht als Proteid aus einem Proteinanteil: dem Globin und einer eiweißfreien = prosthetischen Gruppe: dem Häm. Das *Häm* bindet chelatartig mit 4 Koordinationsstellen ein Eisen (II) als Zentralatom. Eine weitere Bindungsstelle des Fe (II) übernimmt die Verknüpfung an das Protein, und die 6. Koordinationsstelle kann locker mit molekularem Sauerstoff besetzt werden: Oxyhämoglobin = $Hb \cdot O_2$. Die Menge des gebundenen Sauerstoffs ist vom Partialdruck des O_2 abhängig, in sauerstoffarmen Geweben wird O_2 wieder abgegeben.

Obgleich Oxyhämoglobin das klassische Oxidationsmittel transportiert, wird durch besondere Eigenschaften des Hämoglobins in den Erythrocyten nur ein geringer Teil des Eisen (II) zu Eisen (III) oxidiert: zum Methämoglobin (Met·Hb) umgewandelt. Durch andere Bindungsverhältnisse des Zentralatoms Fe (III) ist Met·Hb nicht mehr zum Sauerstofftransport befähigt. Für einen geringen Prozentsatz Met·Hb, so wie er normal vorhanden ist, steht ein reduzierendes, wasserstoffübertragendes Enzymsystem zur Verfügung: die *Met·Hb-Reduktase.* Werden jedoch durch Fremdstoffe größere Mengen an Met·Hb gebildet, reicht die Kapazität des Enzyms nicht aus. Es kommt zum Anstieg von Met·Hb. Die Vergifteten sehen blaß aus, da Met·Hb braun ist und hellrotes $Hb \cdot O_2$ fehlt. Die Lippen verfärben sich cyanotisch.

Oberhalb von 10–20 % Met·Hb vom Gesamt-Hb treten Mattigkeit, Kurzatmigkeit, Herzklopfen auf. Ab 30–40 % Met·Hb führt die Hypoxie nach Schwindel und Bewußtseinsschwund zur Verflachung der Atmung und gegebenenfalls schon zum Kreislaufkollaps. Zwischen 60–80 % Met·Hb folgt in tiefer Bewußtlosigkeit der Tod. Durch *gleichzeitige Gabe von Alkohol* werden bei allen Met·Hb-Bildnern die Symptome gefährlich verstärkt.

Zu den anorganischen Met·Hb-Bildnern gehören u. a. Chlorate (s. o.), Bromate, Nitrate und Nitrite. Oral aufgenommene **Nitrate,** die sich in stark gedüngten Gemüsen anreichern können, werden durch reduzierende Mikroorganismen des Darms zu Nitriten reduziert. Kleinkinder und Säuglinge sind besonders gefährdet, da der reduzierende Anteil der Darmflora relativ höher ist als beim Erwachsenen. Bis zu 3 Monate alte Säuglinge besitzen außerdem noch leichter oxidierbares fetales Hämoglobin.

Zudem sind Säuglinge generell noch enzymschwach und haben einen geringeren Gehalt an Met·Hb-Reduktase. Spinat, der recht häufig nitratreich ist, eignet sich deshalb in den ersten Lebensmonaten nicht für die Ernährung von Säuglingen. Auch Erwachsene sollten das längere Stehen oder Aufwärmen von Spinat vermeiden. Ebenfalls kann schlechtes *Brunnenwasser* durch mikrobielle Verunreinigung nitrit- oder nitrathaltig sein.

Im Pökelsalz darf nur noch bis zu 0,45 % **Natriumnitrit** enthalten sein. Bei der Abgabe von Natriumnitrit als Rostschutz zu Desinfektionsmitteln auf Grundlage von quartären Ammoniumverbindungen muß Vorsicht geübt werden, zumal dieser Oxidationsschutz in Form von Tabletten geliefert wird! Die Letaldosis für Natriumnitrit wird mit 3—4 g für den Erwachsenen angegeben. Die Met·Hb-Bildung beruht auf der gekoppelten Oxidation von $NaNO_2$ und $Hb \cdot O_2$.

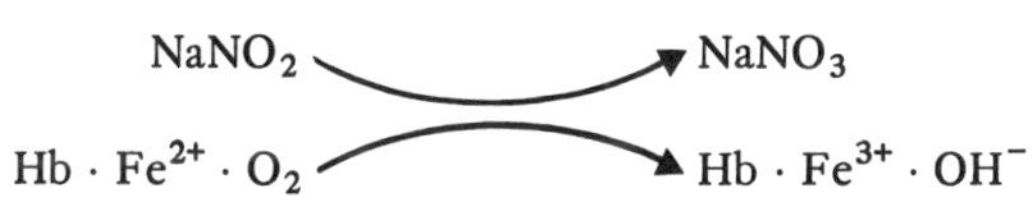

Aromatische Nitro- und Aminoverbindungen gehören zu den indirekten Met·Hb-Bildern, da sie erst durch ihren Metabolismus schädlich werden. (Abbildung siehe Seite 52). Nitrobenzol wird zu Nitrosobenzol reduziert.

Nitrosobenzol wird wiederum durch Met·Hb-Reduktase zu Phenylhydroxylamin reduziert. Phenylhydroxylamin wird durch molekularen Sauerstoff zu Nitrosobenzol umgewandelt. Gleichzeitig wird Hämoglobin zu Methämoglobin (gekoppelte Oxidation!), das ebenfalls Met·Hb-Reduktase benötigt. So ergibt sich ein verhängnisvoller Kreisprozeß, bei dem ein Molekül des Giftstoffes mehrere Hb zu Met·Hb oxidiert und mehrfach Wasserstoff der Met·Hb-Reduktase verbraucht.

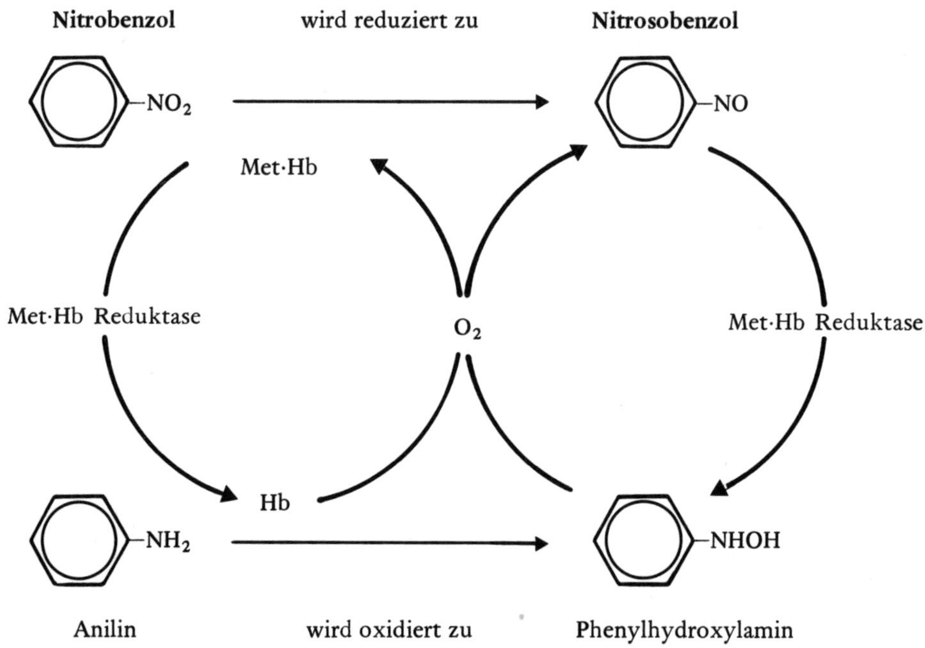

Dieser Mechanismus gilt für viele Fremd- und Arzneistoffe, z. B. Pikrinsäure, Sulfonamide, Anilide (Phenacetin), Aminosalicylsäure, Nitrofurantoin und Chinin. Sie dürfen deshalb nicht zur Therapie von Säuglingen eingesetzt werden!

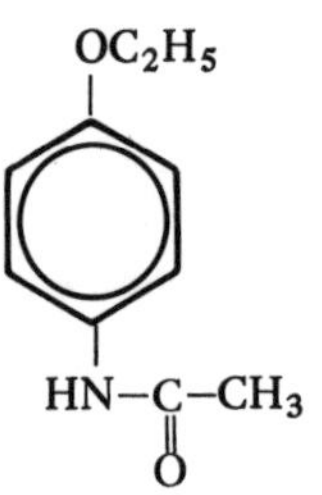

p-Aethoxyacetanilid, Phenacetin

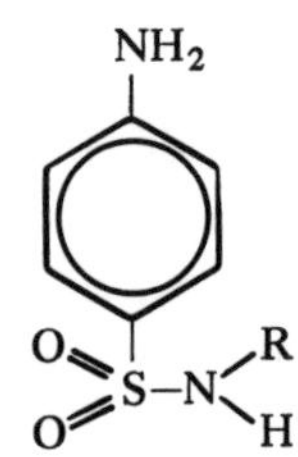

Grundgerüst eines Sulfonamids

Phenacetin löst bei Erwachsenen selten akute Vergiftungen aus. Die regelmäßige, gesteigerte Einnahme von phenacetinhaltigen Kombinationspräparaten hat jedoch toxische Folgen. So wird Hämoglobin zu pathologischen Abbausstufen verändert, es zeigt sich eine hämolytische Anämie. Die Lebenszeit der Erythrocyten ist verkürzt. Es kommt zu einer Milzvergrößerung. Im Knochenmark ist die Erythrocytenbildung vermehrt. Auch das Nervensystem ist betroffen. Es werden Nervosität Gedächtnisschwund und chronische Kopfschmerzen beschrieben. Am ausgeprägtesten sind Nierenschädigungen. Langandauernder Gebrauch von größeren Mengen Phenacetin (Phenacetinabusus) kann im Laufe von 8–10–20 Jahren, je nach aufgenommenen Mengen und Individuen, zu chronischen Nephritiden mit tödlichem Verlauf und eventuell zu Nierentumoren führen. Diese beängstigenden Folgen wurden bei Schweizer Uhrenarbeitern beobachtet, die durch ihre anstrengende Feinarbeit unter vermehrten Kopfschmerzen leiden und wahrscheinlich durch häufige Tabletteneinnahme eine Abhängigkeit erwarben. Es wird diskutiert, ob die weiteren Bestandteile der Kombinationspräparate die drug-dependence fördern.

Zur *Behandlung* einer Met·Hb-Vergiftung wird als Reduktionsmittel Vitamin C in Dosierungen von 1 g bei Bedarf alle 10 Minuten i. v. injiziert. Auch Redoxkatalysatoren wie Thionin 0,2 % werden verabfolgt. Sie stellen ein Gleichgewicht von 8 % Met·Hb zu 92 % Hb her. Thionin muß laut *ApoBO Anl. 3* in jeder Apotheke vorrätig gehalten werden. Es kommt unter dem Namen Katalysin® in den Handel.

	Kennbuchstabe	Abteilung
Aminophenol	X_n	
Amylnitrit, $C_5H_{11} \cdot O \cdot NO$	T	2
Anilin und Salze	T	
p-Benzochinon, Chinon	T	
Diphenylamin	T	
Nitrobenzol	T	2
Nitroglycerin, Lösungen		
Glycerintrinitrat	T	1
4-Nitrophenol	X_n	
Nitroverbindungen, organische, als Schädlingsbekämpfungsmittel		2
Phenacetin		3
Salpetersaure Salze, salpetrigsaure Salze, NO_2^-	X_n	
Trinitrotoluol, TNT	T	

Sekundäre Amine sind Cokarzinogene. Sie bilden mit Nitriten **N-Nitrosamine.**

$$\begin{matrix} R \\ R \end{matrix}\!\!>\!NH + NaNO_2 + HCl \longrightarrow \begin{matrix} R \\ R \end{matrix}\!\!>\!N{-}N{=}O + H_2O + NaCl$$

Seit langem ist bekannt, daß Nitrosamine bei Tieren stark karzinogene Eigenschaften aufweisen. Ihr Vorkommen ist weit verbreitet. Sie finden sich in nitrithaltigen Lebensmitteln wie Wurst und Schinken, im Zigarettenrauch, im Boden und sogar im Wasser. Ihre Einwirkung auf den menschlichen Organismus ist daher nur schwierig zu vermeiden. In jedem Fall wird versucht, den Gebrauch von nitrosaminbildenden Arbeitsstoffen und Arzneimitteln einzuschränken.

Die Vergiftungen durch **spanisches Speiseöl** sind wahrscheinlich keine Methämoglobinämien. Der auslösende Giftstoff bildete sich bei dem Versuch, das zur Vergällung zugefügte Anilin zu entfernen. Bei der Destillation kondensierte Anilin mit den geringen Mengen freier Ölsäure, die praktisch in jedem Öl vorliegen, zu hochgiftigem Ölsäureanilid, das Entzündungen, Ödeme und Nervenschädigungen bewirkt.

2.2 Organische Gifte

2.2.1 Organische Lösemittel

Bereits im Mittelalter wurde formuliert: Similia similibus solvuntur, Ähnliches wird von Ähnlichem gelöst.

Lösemittel aus apolaren organischen Substanzen lösen andere apolare Stoffe. Sie lösen deshalb auch das Hautfett und werden gut cutan resorbiert. Ebenso werden sie nach oraler Zuführung rasch und noch schneller nach Inhalation aufgenommen. Sie schädigen überwiegend das zentrale und periphere Nervensystem und lösen dadurch Erregungszustände und Krämpfe aus, denen Lähmungen folgen. Auch sind sie häufig für das Leber- und Nierenparenchym giftig.

Gute Lösungsmittel für technische Zwecke sollen ein hohes Fettlösevermögen und damit gleichfalls eine günstige Reinigungswirkung besitzen. Für schnelles Trocknen sollen sie leicht abdampfen.

Die Mischbarkeit mit Lipiden bedeutet mit anderen Worten: gute Lipophilie – gute Resorption der Gifte. Der für die Praxis erwünschte hohe Dampfdruck führt zur vermehrten Exhalation, löst leichter Pneumonien aus. Je besser also eine Flüssigkeit für die Lösung von Reagenzien, Farben, Lacken, Harzen, Fetten oder Klebstoffen geeignet ist, um so gefährlicher wird sie für den Menschen sein. Das gilt allerdings nur für die Regel, denn es gibt noch andere Kriterien, wie z. B. giftende und entgiftende Metabolismen, die im Kap. 1.2.2 beim Vergleich von Benzol und Toluol in Grundzügen erklärt wurden.

In der *Ersten Hilfe* wird möglichst rasch eine *Verdünnungstherapie* betrieben. Durch Gaben von 200–300 ml flüssigem Paraffin wird versucht, das giftige Lösungsmittel der Resorption zu entziehen. Der Organismus kann Paraffin als reinen Kohlenwasserstoff („mineralisches Fett") nicht aufnehmen. Gleichzeitig muß die Darmpassage beschleunigt werden. Dafür eignet sich Natriumsulfat in Mengen von 20–30 g in Wasser gelöst. In keinem Fall darf der Vergiftete Ricinusöl oder Milch trinken, da Triglyceride („echte Fette") die Resorption von lipophilen Stoffen – wie mehrmals erklärt – fördern.

Bei oralen Vergiftungen soll der Patient möglichst nicht erbrechen. Eine Magenspülung wird nicht durchgeführt: Aspirationen sind zu vermeiden! Aliphaten und Aromaten lösen besonders unangenehme Pneumonien aus. Kohlenwasserstoffhaltige Lösemittel können als „Schnüffelgifte" mißbraucht werden. Beim Fortlassen des Mittels gibt es keine körperlichen Entziehungserscheinungen, aber es zeigt sich eine hochgradige seelische Abhängigkeit. Besonders schädlich sind die Folgen einer längeren Halogen-Kohlenwasserstoffzufuhr (s. u.). Schwere neurotoxische Schädigungen löst das Vergällungsmittel Methyläthylketon aus.

Der Gefährlichkeit nach werden Lösemittel etwa geordnet:

$$\text{Alkane} < \text{Alkanole} < \text{Äther} < \text{Halogen-KW}$$

MAK einiger Lösemittel

Stoffklasse	Gift	MAK
Alkane	Hexan	100 ppm
	Cyclohexan	300 ppm
	Octan	500 ppm
Aromaten	Benzol	gestrichen
	Toluol	200 ppm
	o-, m-, p-Xylol	200 ppm
Alkohole	Methanol	200 ppm
	Äthanol	1 000 ppm
	1-Propanol	200 ppm
	2-Propanol	400 ppm
Äther	Diäthyläther	400 ppm
Ester	Äthylacetat	400 ppm
Keton	Aceton	1 000 ppm
	Methyläthylketon	200 ppm
Halogen KW	Methylchlorid	50 ppm
	Methylenchlorid	200 ppm
	Chloroform	50 ppm
	Tetrachlorkohlenstoff	10 ppm
	1,1,2-Trichloräthen	50 ppm
	Bromoform	0,5 ppm
Schwefelverbindungen	Schwefelkohlenstoff	10 ppm

Bei Arbeiten im Laboratorium sind diese Werte zu berücksichtigen!

Für Nachweise und Darstellungen sind Lösemittel u. U. gegen weniger schädliche auszutauschen.

In jedem Fall ist ein Lösemittel zu Reinigungszwecken unter dem Gesichtspunkt seiner Toxizität zu wählen!

Zum technischen Gebrauch werden zunehmend **Lösemittelgemische** verwendet. Ihre Gefährlichkeit läßt sich nach der **EG-Richtlinie** berechnen, die gleichzeitig für die Abgabe maßgebend ist.

Lösemittel werden danach in giftige und gesundheitsschädliche eingeteilt. Giftige Flüssigkeiten sind in die Stoffklassen Ia, Ib, Ic und gesundheitsschädliche in vier Stoffklassen IIa, IIb, IIc, IId geordnet.

Jede Stoffklasse hat einen Kennwert und einen Kennwert für die Befreiung. Bei jedem Lösemittel findet sich in einer eigenen Spalte der Anlage I, also im Giftverzeichnis, die Angabe der Stoffklasse.

Die Gewichtsprozente der einzelnen Gifte eines Gemisches werden mit ihrem Kennwert multipliziert. Dann werden die Produkte der in der Zubereitung enthaltenen Lösemittel addiert. Ist die Summe größer als 500, muß das Lösemittelgemisch mit dem Gefahrensymbol „T", bleibt sie unter 500, mit dem Gefahrensymbol „X_n" gekennzeichnet werden.

2.2.1.1 Kohlenwasserstoffe

Benzin

Das Benzin des DAB 8 enthält niedersiedende Alkane (C_5-C_6) und wird wegen der leichten Flüchtigkeit auch als „Petroläther" bezeichnet. Unter diesem Namen führt jedoch das Europäische Arzneibuch ein um 10° C höher siedendes Aliphatengemisch als Reagenz.

Gesättigte und ungesättigte Kettenkohlenwasserstoffe bis C_{12} werden leicht resorbiert. Sie lösen sich kaum im Blut, desto leichter in den Fettgeweben. Bei einer akuten Vergiftung wirken sie narkotisierend und später krampferregend. Als Sekundärerscheinungen folgen häufig wie bei vielen Lösemittelvergiftungen Pneumonien. Die Letaldosis liegt bei 5–10 ml/kg Körpergewicht. Bei Benzinsüchtigen treten chronische, insbesondere psychische Schäden auf.

Treibstoffe

Die als Treibstoffe verwendeten Benzine haben höhere Siedebereiche, weil sie längerkettige KW enthalten. Je nach Herkunft des Erdöls, aus dem sie gewonnen werden, sind die Alkane mehr oder weniger verzweigt, ringförmig und mit Aromaten vermischt. Gegebenenfalls werden sie auf den Raffinierien noch zusätzlich mit Benzol versetzt, weil dieses die Klopffestigkeit erhöht. Der Gehalt an Aromaten ist jedoch für ständig mit Treibstoffen arbeitende Menschen bedenklich (s. Kap. 1.2.2). Der Straßenverkehrsteilnehmer wird durch Benzol als Antiklopfmittel im Gegensatz zum Antiklopfmittel Bleitetraäthyl nicht belastet, da Benzol vollständig zu CO_2 und H_2O verbrennt.

Alkane mit Kettenlängen über C_{16} werden nicht mehr resorbiert, wie das bereits für flüssiges Paraffin gesagt wurde.

2.2.1.2 Alkohole

Alkohole tragen an lipophilen KW-Ketten hydrophile OH-Gruppen. Die Lipoidlöslichkeit und die auch für Alkohole charakteristischen narkotischen Wirkungen nehmen deshalb mit steigender Kohlenstoffzahl zu. Bei einer Vergiftung treten die typischen Narkosestadien auf:

1. des Excitations- (Erregungs-) stadium, das bei Äthanol besonders breit und anhaltend ist.
2. das Toleranzstadium, bei dem Großhirn, Mittelhirn und Rückenmark ausgeschaltet, die vegetativen Funktionen der Medulla oblongata aber erhalten sind.
3. das Asphyxiestadium, Atemstillstand durch Lähmung des Atemzentrums.

Für die Biotransformation der Alkohole stehen u. a. Alkoholdehydrogenase und Aldehyddehydrogenase zur Verfügung.

Methanol

CH_3OH, Methylalkohol, wird auch als Holzgeist bezeichnet, weil er bei der trockenen Destillation des Holzes aus den Methoxygruppen des Lignins entsteht. Er wird wegen der Verwechslungsmöglichkeit mit Äthanol und der Verunreinigung äthanolischer Zubereitungen gefürchtet. Außer als Lösemittel wird er zukünftig u. U. als Ersatzkraftstoff für die knapp werdenden Erdöldestillate Verwendung finden. Er kann aus Wassergas $CO \cdot H_2$ relativ einfach vollsynthetisiert werden.

Die Letaldosen werden mit 5–10–30–75 ml sehr unterschiedlich angegeben. Enzyme giften Methanol zunächst zu Formaldehyd und weiter zu Ameisensäure. Der Organismus kann Ameisensäure nicht sehr gut weiter oxidieren. Die Anreicherung dieser stark dissoziierten Säure führt deshalb zu einer gefährlichen *Azidose*, die Ödeme an der Retina (Netzhaut) und später irreversible Degenerationen des Sehnerves auslöst, die zur Erblindung führen.

Zur *Ersten Hilfe* wird der Patient zunächst in ein abgedunkeltes Zimmer gebracht, um seine Augen zu schonen. Er erhält 30–40 ml Äthanol, das entspricht etwa 100 ml Weinbrand oder Korn. Klinisch werden Pufferlösungen und Äthanol infundiert.

Methanol		Formaldehyd		Ameisensäure
CH_3OH	$\xrightarrow{-H_2}$	$HCHO$	$\xrightarrow[-H_2]{+H_2O}$	$HCOOH$
	Alkoholdehydrogenase		Aldehyddehydrogenase	
$CH_3{-}CH_2OH$	$\xrightarrow{-H_2}$	$CH_3{-}CHO$	$\xrightarrow[-H_2]{+H_2O}$	$CH_3{-}COOH$ $\downarrow$ $CO_2 + H_2O$
Äthanol		Acetaldehyd		Essigsäure

Äthanol bzw. Acetaldehyd besitzen eine höhere Affinität zu den dehydrierenden Enzymen, deshalb verzögern sie die Ameisensäurebildung. Die Azidose wird weniger signifikant und kann zusätzlich mit $NaHCO_3$-Lösung oder Trispuffer bekämpft werden. Anders verhält sich die aus Äthanol gebildete Essigsäure. Sie wird an Coenzym A gekoppelt, als Acetyl-CoA in den Zitronensäurecyclus eingeschleust und zu Co_2 und H_2O verbrannt.

Äthanol

C_2H_5OH ist als Lösungsmittel für lipophile und hydrophile Stoffe gut geeignet. Er besitzt eine günstige MAK, wird jedoch technisch weniger zum Lösen oder Reinigen eingesetzt, da er sehr hoch besteuert ist und die Anwendung von steuerfreiem, vergälltem Branntwein umständliche Bezugs- und Verbleibsnachweise erfordert.

Vorteilhaft für den Umgang am Arbeitsplatz ist die im Vergleich zu anderen organischen Lösemitteln geringere cutane Resorption und der vergleichsweise weniger hohe Dampfdruck, der die Gefahr der Inhalation eingrenzt.

Alkoholvergiftungen kommen akut oder chronisch vor. Akute Gesundheitsschäden treten bei einmaliger Gabe von Mengen über 100 g auf.

Blutalkohol-konzentration	Erscheinungen
– 0,5 ‰	leichte Gangstörung, Gesichtsfeldeinschränkungen
0,5 – 1 ‰	Enthemmung, Euphorie, Sprachstörungen, Reaktionszeit verlängert (Gefahr im Straßenverkehr!)
1,5 – 2 ‰	Gleichgewichts- und Koordinationsstörungen
2,0 – 2,5 ‰	starker Rauschzustand
2,5 – 3,0 ‰	Lähmungen, Bewußtseinseintrübungen
3,0 – 4,0 ‰	tiefes, eventuell tödliches Koma

Die *Erste Hilfe* wird versuchen, Erbrechen herbeizuführen und den Vergifteten ausschlafen zu lassen. Tierkohle darf als Adsorptionsmittel nicht gegeben werden, da sie Stoffe enthält, die eine Alkoholunverträglichkeit besitzen.

Die chronische Alkoholvergiftung hat physische und psychische Auswirkungen. Körperliche Folgekrankheiten sind chronische Katarrhe der Atemwege und des Magendarmtraktes, Leberschrumpfung und -verfettung, Nierenschrumpfung, Veränderungen der Gefäßwände und des peripheren Nervensystems. Äthanol wird bereits teilweise aus dem Magen und sehr rasch resorbiert. Unabhängig von der aufgenommenen Menge werden 0,1 g/kg Körpergewicht in einer Stunde abgebaut. Dabei werden 30 KJ gewonnen. Regelmäßiger Alkoholkonsum führt zur Adipositas. Diese Schäden gibt es bei Alkoholabhängigen und ebenso bei nichtkranken, aber starken Alkoholverbrauchern. Im fortgeschrittenen Stadium einer Alkoholabhängigkeit besteht Appetitlosigkeit. Der Energiebedarf wird nur noch durch Alkohol gedeckt, der Kranke leidet an Mangelerkrankungen und Kachexie.

Die psychischen Folgen des Alkoholabusus bei disponierten Menschen sind allgemein bekannt: Abbau der Persönlichkeit und der geistigen Fähigkeiten bis zum Schwachsinn und gegebenenfalls Delirium tremens mit Sinnestäuschungen und epileptiformen Krämpfen.

Die häufigste Ursache der angeborenen Idiotie ist der Genuß von Alkoholika, die die Mutter in der Schwangerschaft trank. Bereits kleinere Mengen führen zu Wachstumsstörungen des Foeten. Alkohol ist das bedeutendste teratogene Agens der Gegenwart! Im zunehmendem Maße berichten Entbindungsstationen von alkoholabhängigen Neugeborenen, die nach ihrer Geburt Entzugssymptome zeigen.

Besonders gefährdet sind Epileptiker. Auch unter dem Schutz von Antiepileptika kann Alkohol einen Status epilepticus auslösen.

Äthanol beeinflußt die Wirkung anderer Fremdstoffe durch Verstärkung oder Abschwächung. Die Erhöhung einer Arzneimittel- und/oder der Äthanolwirkung kann durch verzögerte Eliminierung möglich werden (Phenazone, Phenobarbital, Metronidazol). Auch können sich Wirkungen addieren, weil der gleiche Rezeptor, das gleiche Zielorgan von beiden Substanzen betroffen sind (Narkotika, Hypnotika, Analgetika, Psychopharmaka). Bei der Abgabe solcher Medikamente ist auf die Einschränkung der Verkehrstüchtigkeit bei gleichzeitiger Aufnahme von Alkohol hinzuweisen!

Alkoholismus

Vor etwa 35 Jahren erreichten die „Anonymen Alkoholiker" mit geduldigen Aufklärungsaktionen die Anerkennung des Alkoholismus als Krankheitsbild. Gelegenheits- und Gewohnheitstrinker behalten in der Regel die Freiheit, ihren Alkoholkonsum zu beschränken, Alkoholiker sind von der Zufuhr abhängig.

Die Einteilung nach Jellinek erklärt gleichzeitig den unterschiedlichen Krankheitsbegriff und -verlauf.

Alpha-Alkoholiker:

Konflikttrinker mit psychischer Abhängigkeit, die mit der Zeit erworben wurde.

Beta-Alkoholiker:

Gelegenheitstrinker, die zu Gewohnheitstrinkern wurden. Ohne Entwicklung einer Sucht können sich die unter dem Kapitel Äthanol genannten körperlichen Schäden einstellen.

Gamma-Alkoholiker:

Süchtige Trinker mit Toleranzsteigerung, Kontrollverlust, Stoffwechselstörungen und bei fehlender Zufuhr Abstinenzerscheinungen (das Delir ist die höchste Stufe des Entzugssyndroms). Psychische und physische Abhängigkeit führt zum seelischen, körperlichen und sozialen Zusammenbruch.

Delta-Alkoholiker:

Gewohnheitstrinker mit Anpassung des Zellmetabolismus an Alkohol, in Trinkpausen kommt es deshalb zu körperlichen Entzugserscheinungen, es besteht Unfähigkeit zur Abstinenz.

Epsilon-Alkoholiker:

Episodische Trinker (Quartalssäufer) trinken in Krisentagen mit langen Rauschzuständen. Zwischen den Trinkphasen kann das Trinkverhalten unauffällig sein.

In der Bundesrepublik Deutschland gibt es etwa 1,8 Millionen Alkoholkranke. Gleichzeitig sind mit ihnen ca. 4 Millionen Menschen im sozialen Umfeld durch Alkoholismus betroffen. Überwiegend gehören die deutschen Abhängigen zu den Gamma-Alkoholikern, während im Weinland Frankreich viele Delta-Alkoholiker wohnen. Die α-, γ-, δ- und ϵ-Alkoholiker sind körperlich und auch psychisch abhängig. Sie können sich deshalb kaum durch eigene Willensanstrengung vom Trinkzwang befreien. Falls eine Behandlung ihrer Erkrankung Erfolg hatte, ist absolute Abstinenz Voraussetzung einer Dauerheilung. Ein eingeschränkter Alkoholkonsum ist genau so gefährlich für sie wie lediglich eine Trinkpause. Bereits geringe Mengen Alkohol in Speisen oder Konfekt können einen Rückfall auslösen. Es bedarf der Mitarbeit der Familie und der Berufskollegen, um die Patienten von der Notwendigkeit eines völligen Alkoholverzichts zu überzeugen und sie bei der Durchführung zu unterstützen. Auf die Länge der Zeit wird ein Zivilisationsland wie das unsere, in dem seit 1950 der Alkoholverbrauch auf das Vierfache gestiegen ist, seine Trinkgewohnheiten überdenken müssen.

2-Propanol

$CH_3{-}CHOH{-}CH_3$, Isopropylalkohol, hat eine bessere desinfizierende Wirkung als Äthanol und wird außer zu Desinfektionszwecken auch als Lösungsmittel für Kosmetika benutzt. Er wird enzymatisch zu Aceton oxidiert und kann ab gewissen Blutkonzentrationen zum Koma führen. MAK = 400 ppm.

Äthandiol

$CH_2OH{-}CH_2OH$, Äthylenglykol, oder auch kurz „Glykol" genannt, wird als Frostschutzmittel im Kühlwasser der Automobile eingesetzt. Auch wird es als Lösungsvermittler benutzt. Durch Alkohol- und Aldehyddehydrogenase wird Glykol über mehrere toxische Zwischenstufen zur Oxalsäure metabolisiert. Die Therapie erfolgt analog der Behandlung anderer toxischer Alkohole mit Äthanolgaben per os oder per infusionem.

2.2.1.3 Schwefelkohlenstoff

CS_2, Kohlenstoffdisulfid, ist eine schwere, typisch riechende Flüssigkeit von hohem Dampfdruck. Die Dämpfe entzünden sich leicht:

$$CS_2 \xrightarrow{\text{Luft } O_2} CO_2 + 2\ SO_2$$

$$1\ \text{Mol} = \qquad 3 \times 22{,}4\ \text{l Gas}$$

Schwefelkohlenstoff ist ein gutes Lösungsmittel für Schwefel und Halogene. Weil er mit Alkalizellulose zu Viskose reagiert, verwendet ihn die Zelluloseindustrie. In Schwefelkohlenstoff gelöster Schwefel wird in der sogenannten Kaltvulkanisierung in den Kautschuk geknetet. Das Arzneibuch schreibt CS_2 als Reagenz vor.

Die Giftwirkung beruht wiederum auf der guten Lipoidlöslichkeit. Die Aufnahme führt zu schweren Schäden im Nervensystem. 1 000 ppm lösen schon bei einmaliger Einatmung eine Vergiftung aus!

2.2.1.4 Halogenierte Ketten-KW

Durch Substitution von Halogenen in Kohlenwasserstoffverbindungen wird die Lipophilie erhöht und infolgedessen auch die Narkosewirkung. Fremdstoffe reichern sich zunächst im Leberparenchym an und kommen weiterhin im Nierengewebe gehäuft vor. An beiden Organen entfalten Halogen-KW eine intensive Toxizität. Wahrscheinlich schädigen sie innerhalb der Zellen bestimmte Organellen. Für Tetrachlorkohlenstoff wird eine Ablösung der Enzyme der Atemkette von den Mitochondrien diskutiert. Von Methylchlorid wird vermutet, daß es DNS und RNS methylieren kann. Allgemein können Halogene aus den halogenierten Kohlenwasserstoffen enzymatisch abgespalten werden. Die Reste bilden sehr reaktive Radikale, die die Lipide der Membranen schädigen. An Doppelbindungen von ungesättigten Halogen-KW kann aber auch Sauerstoff angelagert werden, es entstehen sehr reaktionsfreudige Epoxide:

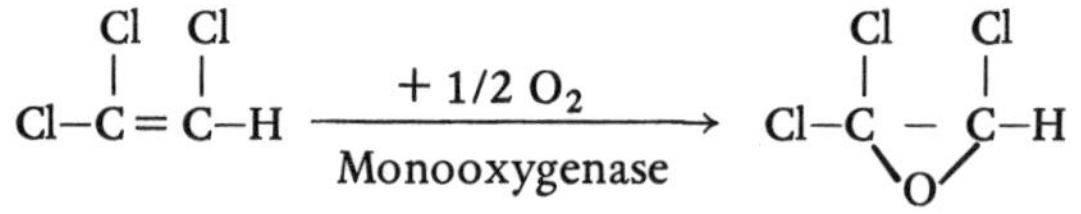

Durch die unterschiedlichen Biotransformationen variieren die Wirkungen der Halogen-KW im Organismus.

Methylchlorid

CH_3Cl, Monochlormethan, wird teilweise zu Methanol und HCl metabolisiert:

$$CH_3Cl + H_2O \longrightarrow CH_3OH + HCl$$

Auftretender Schwindel, Kopfschmerzen, Sehstörungen, gastroentestinale Erscheinungen und schließlich Koma mit Zyanose und Krämpfen sprechen für diese These. Auch die Therapie entspricht der Methanolvergiftung: Äthanol in der Ersten Hilfe per os, später als Infusion, $NaHCO_3$-Lösung zur Pufferung.

Methylbromid

CH_3Br, Monobrommethan, ist bei Zimmertemperatur ein schweres Gas, das u. a. als Insektizid, Fungizid und Nematizid zur Bodenentseuchung dient.

Es wird rasch durch die Haut resorbiert, löst ähnliche Erscheinungen wie CH_3Cl auf Grund eines analogen Metabolismus aus. CH_3Br ist aber toxischer!

MAK	CH_3Cl	50 ppm
MAK	CH_3Br	20 ppm

Infolge der Reizwirkung kann die Inhalation zu Pneumonien und Lungenödemen führen. Bei chronischen Vergiftungen überwiegen die zentralnervösen Schädigungen. Methylbromid riecht wie viele Halogenderivate niederer KW angenehm, deshalb wird es meist mit Chlorpikrin als stechend riechendem Warnstoff versetzt. In der Bayerischen Landesgiftverordnung wird CH_3Br gesondert bei den hochgiftigen Stoffen aufgeführt.

Methylenchlorid

CH_2Cl_2, Dichlormethan, wurde erstmalig vom DAB 7 als Lösemittel für Alkaloide anstelle des explosiven Äthers und der stärker toxischen anderen Chlorabkömmlinge des Methans aufgenommen. Es wird teilweise zu CO metabolisiert, die Hb·CO-Spiegel steigen jedoch nicht gefährlich an. MAK = 200 ppm.

Chloroform

$CHCl_3$, Trichlormethan, ist ein ehemals viel verwendetes Narkosemittel, das wegen seiner geringen therapeutischen Breite – das Toleranzstadium ist schmal – und hoher Toxizität nicht mehr zur Narkose benutzt wird. Als Lösemittel und Reagenz findet es immer noch eine weite Verwendung. MAK = 50 ppm.

$$CHCl_3 + 1/2\ O_2 \longrightarrow COCl_2 + HCl$$

An der Luft kann Chloroform zu sehr giftigem Phosgen reagieren. Zur Risikoabwehr hat das Bundesgesundheitsministerium im November 1981 die Hersteller von chloroformhaltigen Arzneimitteln aufgefordert, diese Substanz durch andere zu ersetzen.

Tetrachlorkohlenstoff

CCl_4, Tetrachlormethan, „Tetra", ist nach neueren Erkenntnissen außerordentlich gefährlich. Wie bereits gesagt, metabolisiert es zu freien Radikalen, die an den Membranen der Zelle und ihrer Organellen reagieren. Oral können bereits 2–4 ml tödlich sein. Akute Vergiftungen können aber auch durch Inhalation und percutan ausgelöst werden. Die erste Phase ist durch narkotische Erscheinungen gekennzeichnet. Nach einigen beschwerdefreien Tagen leitet dann die zweite Phase mit gastrointestinalen Beschwerden die hepatorenalen Schädigungen ein. CCl_4 besitzt mutagene Eigenschaften und ist deshalb wahrscheinlich auch karzinogen. Es wird diskutiert, ob der MAK zu streichen ist. Nach der GV Baden-Württemberg müssen auf dem Abgabeetikett die R-Sätze 26–36 und die S-Sätze 1–24–27–45 angegeben werden. Die Beschriftung heißt deshalb: Sehr giftig beim Einatmen. Reizt die Augen. – Unter Verschluß aufbewahren. Berührung mit der Haut vermeiden. Beschmutzte, getränkte Kleidung sofort ausziehen. Bei Unfall oder Unwohlsein sofort Arzt zuziehen. (Wenn möglich, dieses Etikett vorzeigen.)

Trichloräthylen

$CCl_2{=}CHCl$, 1,1,2-Trichloräthen, Trilene, Chlorylen, „Tri", ist ein vielverwendetes Lösungsmittel, das in der Geburtshilfe als Inhalationsnarcotikum eingesetzt wird. Es zeigt ZNS-Schädigungen. MAK = 50 ppm.

Tetrachloräthylen

$CCl_2{=}CCl_2$, 1,1,2,2-Tetrachloräthen, Perchloräthylen, Perawin, Tetralex, wird ebenfalls industriell sehr viel angewendet. Inhaliert wirkt es narkotisch und löst neurologische Schäden aus. Aus dem Magendarmtrakt wird es weniger resorbiert. MAK = 100 ppm.

Chlorpikrin

$CCl_3{-}NO_2$, Trichlornitromethan, ist eine stechend riechende Flüssigkeit, die die Schleimhäute der Augen, der Nase und des Rachens reizt und deshalb den Anwender warnt. Die Vergiftungserscheinungen ähneln denen der Halogen-KW. Als Nitroverbindung löst dieses Gift auch Met·Hb-Bildung aus. Chlorpikrin wird zur Bodenentseuchung eingesetzt und anderen giften Stoffen wie HCN, CH_3Br und Äthylenoxid als Warnstoff zugefügt. MAK = 0,1 ppm.

	Kenn-buchstabe	Abteilung
Brommethan, CH_3Br	T	1
Chlormethan, CH_3Cl	X_n	
Dichlormethan, CH_2Cl_2	X_n	
Kohlendisulfid, CS_2	T	2
Methanol, CH_3OH	T	3
Tetrachlorethen, $CCl_2{=}CCl_2$	X_n	
Tetrachlormethan, CCl_4	T	2
Tribrommethan, $CHBr_3$, Bromoform	T	2
Trichlorethen, $CCl_2{=}CHCl$	X_n	2
Trichlormethan, $CHCl_3$	X_n	2
Trichlornitromethan, CCl_3NO_2	T	1

2.2.2 Chlorierte Carbocyclen

Rachel Carson hat in ihrem 1962 erschienenen Buch „Der stumme Frühling" eine breite Öffentlichkeit auf die Gefahren der wahllosen Anwendung von Schädlingsbekämpfungsmitteln aufmerksam gemacht. Besonders bezieht sie sich auf die chlorierten cyclischen KW, die als Insektizide, Akarizide, Nematizide, Fungizide und sogar als Rodentizide Verwendung fanden und finden. Im Unterschied zu den im vorigen Kapitel besprochenen halogenierten Ketten-KW, die als Lösemittel dienen, sind die Pestizide bei Zimmertemperatur fest. Wie die niederen Halogen-KW sind sie wasserunlöslich, aber gut fettlöslich. Sie sind sehr beständig und besitzen deshalb außerordentlich lange Halbwertszeiten, die zu einer Anreicherung im biologischen Material, aber auch im Erdboden und Grundwasser führen.

Zur Anwendung als Inhalationsgifte wird der feine Puder zerstäubt oder die ölige Lösung als Spray und Aerosol versprüht. Diese Stoffe dringen durch den Chitinpanzer der Insekten oder die Haut der Warmblüter und anderer Tiere, die mit Staub bestreut oder mit Lösung bespritzt werden. Im Magendarmtrakt resorbiert sie der Organismus der Schad- und Nutztiere aus Emulsionen, Lösungen und festen Formen, die als Köder- oder Fraßgifte verteilt werden.

Durch ihre große Lipophilie ist die Wirkung dieser Pestizide ähnlich der der Lösemittel. Sie schädigen bei an sich sehr seltenen akuten Vergiftungen das ZNS, infolge führen sie zu Erregungen wie Tremor, Gleichgewichtsstörungen, Verwirrtheit und Krämpfen. Der Tod kann durch zentrales Kreislaufversagen und Atemlähmung eintreten. Überlebte akute oder subakute Vergiftungen zeigen polyneuritische Bilder. Bei chronischem Verlauf gibt es Parenchymschäden der Leber und der Nieren. Die chronischen Vergiftungen sind wenig zu überblicken, da die Speicherung in den Körperfetten und lipoidhaltigen Organen wie Gehirn, Leber, Herzmuskel und Gonaden das Gift zunächst dem Stoffwechsel entzieht. Lediglich kann der plötzliche Abbau dieser Giftdepots durch Krankheit oder Abmagerungskuren einen subakuten Schub auslösen. Die wenig charakteristischen Krankheitserscheinungen sind schlecht zu erkennen und verlieren sich nach geraumer Zeit in der Regel durch erneute Umverteilung der Gifte in die fetthaltigen Gewebe.

Die meisten Derivate durchdringen die Plazentarschranke. So tragen bereits Säuglinge und Foeten Rückstände von chlorierten KW in ihren Fettdepots und Organen. Doch sind mutagene und karzinogene Wirkungen am Menschen nicht nachzuweisen. Die Einschränkung der Anwendung dieser Stoffe hat vorbeugenden Charakter. Der zunehmenden Anreicherung in der Umwelt will man begegnen, zumal die Schadorganismen Resistenzen entwickelten, die die weitere Verwendung in manchen Fällen sinnlos macht. Großflächeneinsätze aus Flugzeugen, wie sie vor einem Jahrzehnt noch üblich waren, werden kaum noch durchgeführt, um das biologische Gleichgewicht nicht zu gefährden. Es ist schwer, diese Stoffklasse endgültig zu beurteilen. Der Einsatz von DDT hat schließlich die malariaübertragenden Anopheles-Arten weitgehend ausgerottet, jedenfalls in Europa. In der Bundesrepublik konnte die

Anwendung von DDT verboten werden. Seitdem Indien den Gebrauch von DDT untersagte, steigt dort die Anzahl der Malariafälle wieder beängstigend an.

Paradichlorbenzol

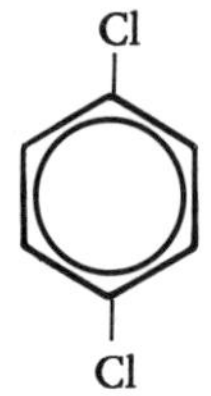

1,4-Dichlorbenzol ist unter dem Namen Globol® als Inhaltsstoff der früher verwendeten Mottenkugeln bekannt. Es gilt als relativ schädlich. Die Dauereinwirkung kann Linsentrübung bewirken. Auch andere halogenierte aliphatische und aromatische Kohlenwasserstoffe neigen bei jahrelanger Kontamination zur Schädigung der Augen, insbesondere der eiweißreichen, schmerzunfähigen Linsen.

DDT

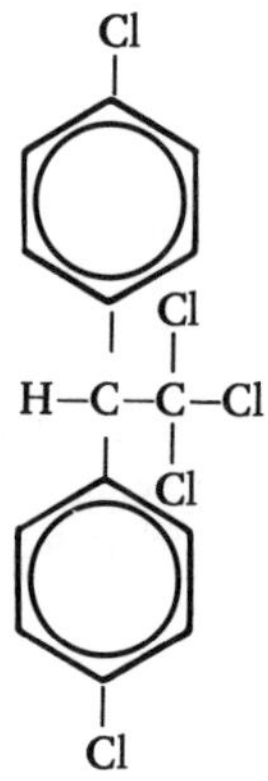

Dichlordiphenyltrichloräthan wurde bereits oben besprochen. Die menschliche Haut vermag es schlecht zu resorbieren. Das ist u. a. der Grund dafür, daß wenige akute Vergiftungen trotz weitverbreiteter Anwendung vorgekommen sind. Die Letaldosis für den Menschen oral aus öliger Lösung beträgt 250 mg/kg Körpergewicht. DDT hat viele von Insekten übertragene Krankheiten eingedämmt, außer der Malaria das Gelbfieber, die Schlafkrankheit, die Elephantiasis und den Flecktyphus, der im ersten Weltkrieg mehr Menschen tötete, als durch Kampfhandlungen fielen.

Methoxychlor

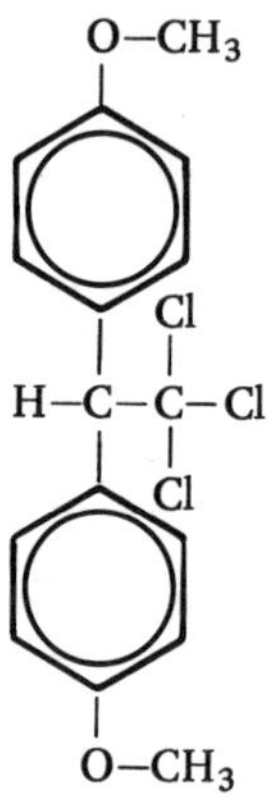

Dimethoxydiphenyltrichloräthan hat eine kürzere Halbwertszeit als DDT und ist daher chronisch, aber auch akut ungefährlicher.

HCCH, HCH

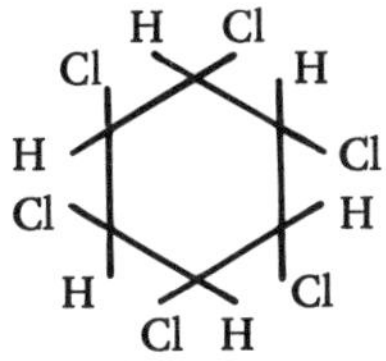

Hexachlorcyclohexan bildet bei der Darstellung ein Isomerengemisch. Das γ-Isomer-Gammexan-Lindan ist die wirksamste Modifikation, deren Letaldosis mit 150 mg/kg Körpergewicht unter der des DDT liegt, während das Gemisch weniger insektizid, aber toxischer ist. Obgleich die Halbwertszeit geringer ist, löst die Substanz wahrscheinlich gewisse chronische Schäden aus. Einige Länder erwägen ein Verbot. In der Bundesrepublik dient HCH z. Z. als Ersatz für DDT. Die Anwendung des „technischen HCH'' (Isomerengemisch) ist allerdings hierzulande nicht mehr zugelassen. Im DAB 7 war HCH als Antiscabiosum (Mittel gegen Krätze) aufgenommen.

Aldrin und Dieldrin

Aldrin und Dieldrin sind Hexachlorendonaphthalinverbindungen von beträchtlicher Toxizität.

Hexachlorophen

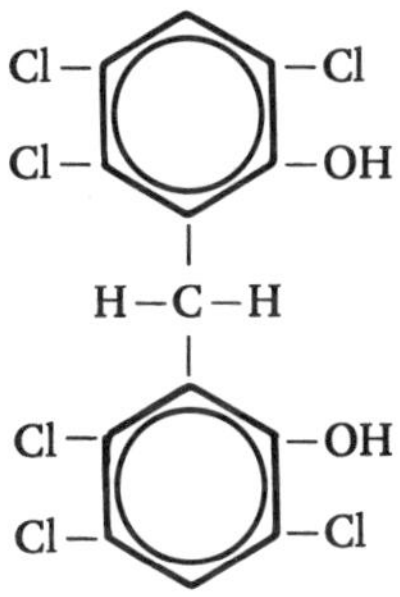

Die bisher genannten Halogen-Derivate der cyclischen KW werden als Pestizide eingesetzt. Hexachlorophen ist dagegen ein Antisepticum und Deodorans, das jedoch die beschädigte Haut gut durchdringt und Schädigungen am ZNS auslöst. Obgleich es phenolische Gruppen besitzt, ist es wasserunlöslich. Die Vergiftungserscheinungen ähneln daher denen der chlorierten KW. In einem falsch dosierten Babypuder löste Hexachlorophen mehrere Todesfälle aus. Die Händedesinfektion mit diesem Stoff ist umstritten, er vermag lediglich Keimzahlen zu reduzieren und kann für eine gewisse Zeit einen Schutzfilm auf der Haut bilden.

PCB

Polychlorbiphenyle erfreuen wegen ihrer Stabilität gegen Wärme und Chemikalien, ihrer Unbrennbarkeit und Isolierfähigkeit, mit anderen Worten ihrer vielseitigen Verwendbarkeit die Techniker und vergrämen aus den gleichen Gründen die Toxikologen. Durch ihre extreme Beständigkeit bzw. ihre geringe Abbauneigung reichern sie sich in der belebten und unbelebten Natur erschreckend an. In Schweden wurden PCB bereits verboten. Für die Zukunft werden sicher andere Öle für hydraulische Flüssigkeiten, als Kühlmittel, zur Wärmeübertragung und als Weichmacher erfunden werden.

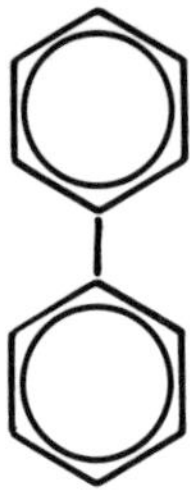

Phenylbenzol oder „Biphenyl" kann unterschiedlich chloriert sein. Bereits das Grundgerüst Biphenyl zeigt toxische Wirkungen. Es wird als Fungistatikum verwendet und zur Imprägnierung von Einwickelpapier für Citrusfrüchte benutzt.

	Kennbuchstabe	Abteilung
Aldrin, Dieldrin	T	2
DDT	T	2
1,4-Dichlorbenzol	X_n	
HCH	T	
Kohlenwasserstoffe, chlorierte, als Schädlingsbekämpfungsmittel (ausgenommen: HCB, p-Dichlorbenzol, TDE)	T	2
Lindan	T	2 mit Ausnahmen
Polychlorierte Biphenyle, PCB	X_n	

2.2.3 Acetylcholinesteraseblocker

Elektrische, chemische oder mechanische Reize erregen Nervenzellen. Dadurch entsteht eine physikochemische Störung: ein Impuls, der entlang der Nervenfaser geleitet wird. Die Übertragung von einer Nervenzelle auf die andere, auf eine Muskel- oder Drüsenzelle geschieht an den Synapsen (s. Kap. 1.2.4). Der synaptische Spalt zwischen den Zellen wird chemisch mit Transmittern überbrückt. **Acetylcholin** (ACh) ist eine solche Überträgersubstanz, die bei eintreffendem Reiz aus Vesikeln (Vorratsbehältern) der Nervenendigungen freigesetzt wird. Sie reagiert mit den Rezeptoren der subsynaptischen Membran: der Reiz wird in der nächsten Zelle weitergeleitet oder der Effekt ausgelöst. Die Reaktion dauert nur kurze Zeit, denn in den synaptischen Membranen liegen noch andere Strukturen: die **Acetylcholinesterasen** (AChE), die vorübergehend das ACh binden und zu Cholin und Acetat hydrolysieren. Damit endet die Wirkung. Es folgt eine Ruhepause, erst nach dieser baut sich erneut eine Empfangsbereitschaft der Rezeptoren der subsynaptischen Membran auf.

Acetylcholin überträgt

– an den postganglionären Fasern des Parasympaticus	muskarinartige Wirkung
– an den Endplatten der motorischen Nerven – an den Synapsen der vegetativen Ganglien – im ZNS	} nicotinartige Wirkung

Acetylcholinesteraseblocker besetzen das ACh spaltende Enzym, dadurch reichert sich die Transmittersubstanz an, es kommt zu einer „endogenen Acetylcholinvergiftung", zu einer gefährlichen Veränderung der normalen Erregungsübertragung.

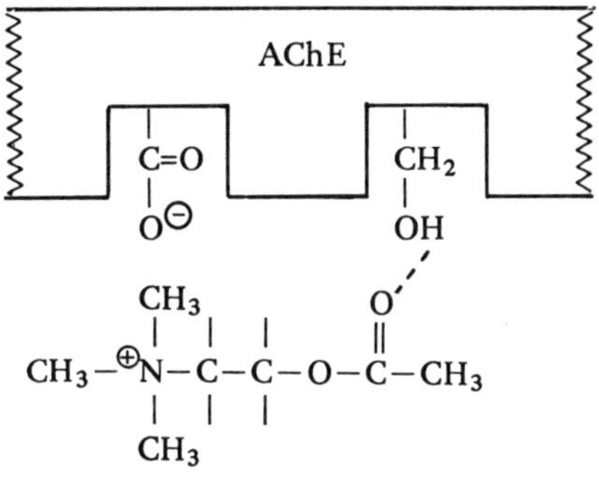

Der positive Stickstoff des Cholins orientiert sich zum negativen Zentrum der AChE. Der Acetylrest richtet sich zu einer OH-Gruppe des Enzyms: zum esteratischen Zentrum.

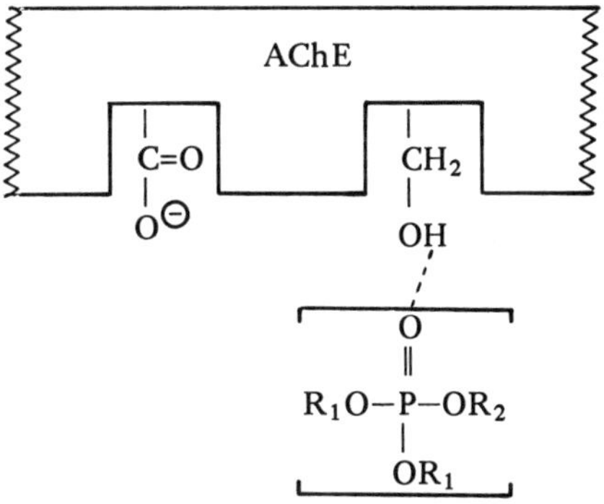

Der Hemmstoff (hier ein Alkylphosphat) blockiert zunächst locker die AChE zu einem Enzym-Hemmstoffkomplex. Nach 24–48 Std. wird daraus ein phosphoryliertes Enzym. Es entsteht unter Austritt von R – OH eine Bindung, damit ist AChE irreversibel blockiert.

Die akuten Vergiftungserscheinungen können nach einer Inhalation oder nach oraler Aufnahme schon nach Minuten auftreten. Die cutane Resorption kann schnell erfolgen oder bis zu einigen Stunden verzögert sein, die Schleimhäute dagegen resorbieren sehr rasch.

Infolge der *muskarinartigen Wirkung* des ACh gibt es Übelkeit, Erbrechen, Bauchschmerzen, Durchfälle, Bradykardie, vermehrte Schweißbildung und übermäßige Bronchialsekretion, die durch gleichzeitige Engstellung der Bronchien zum Tode führt (Vergiftete ertrinken förmlich!). Die auftretende Miosis ist charakteristisch und erleichtert die Diagnose. Die *nicotinartige Wirkung* zeigt sich mit fibrillären Zuckungen, Muskelschwäche und Krämpfen. *Zentralnervöse Erscheinungen* sind Angst, Ataxie, Koma und ebenfalls Krämpfe.

Chronische Vergiftungen gibt es seltener, da Stoffe in subletalen Dosen teilweise biologisch hydrolysiert werden. Auch in der Natur, auf Pflanzen und Nahrungsmitteln spaltet Wasser diese Gifte. Die Umweltbelastung durch AChE-Blocker ist deshalb wesentlich geringer als die Verseuchung durch Halogen-KW.

In der *Ersten Hilfe* werden die mit Giften kontaminierten Hautpartien gründlich mit Seife abgewaschen, damit die toxischen Ester durch alkalische Hydrolyse verseift werden. Der Arzt injiziert als Antidot Atropin i. v., das als kompetitiver

Antagonist des ACh wirkt. Laut *ApoBO* müssen in jeder Apotheke Ampullen mit 2 mg vorhanden sein, denn mitunter werden extrem hohe Dosierungen notwendig. 100 mg und mehr können im Bedarf verabfolgt werden, eine Menge, die beim Gesunden tödlich ist. In Anlage 3 ist gleichfalls der AChE-Reaktivator Toxogenin® aufgeführt. Dieses Antidot ist ein Oxim, das eine höhere Affinität zum Giftstoff besitzt, als das Gift zum Enzym. Es setzt das Enzym frei, indem es einen Reaktivatorhemmstoffkomplex bildet. Das gealterte Enzym, das bereits phosphoryliert ist, kann nicht mehr regeneriert werden.

Bei einer Vergiftung durch **Carbaminsäureester** ist die Gabe von Toxogenin® kontraindiziert. Die Affinität der Pyridiniumoxime besteht zum Phosphor, der den Urethanen fehlt! Das Enzym ist durch Carbamate nur reversibel blockiert, der Enzymhemmstoffkomplex wird nach einiger Zeit metabolisch hydrolysiert und damit entgiftet.

Carbaminsäure ist das Monamid der Kohlensäure:

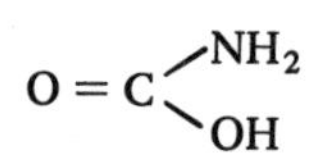

Ihre Ester heißen Urethane oder Carbamate:

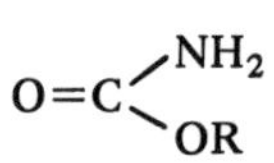

z. B.

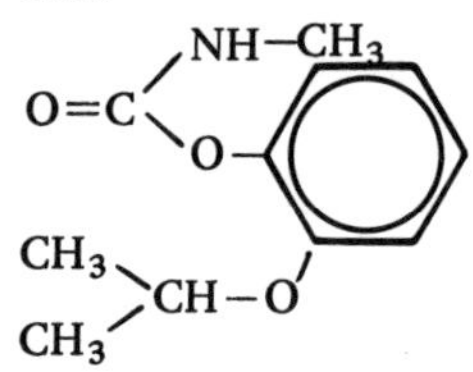

Propoxur, Unden®
LD_{50} 100 mg/kg Ratte oral

Zu dieser Stoffklasse gehört das **Physostigmin** = Eserin. Es ist das wichtigste Alkaloid der Kalabarbohne, nach dem die anderen AChE-Blocker die Namensendung -stigmin erhielten. Carbamate werden als Insektizide, Akarizide, Nematizide und sogar als Herbizide eingesetzt. Sie blockieren wie bereits gesagt nur vorübergehend AChE und sind deshalb in der Regel weniger toxisch als die Alkylphosphate.

Die chemische Synthese von **Phosphorsäureestern** gelang vor 150 Jahren, ohne daß die pflanzenschützenden Eigenschaften erkannt wurden. Im zweiten Weltkrieg wurden Tabun und Sarin als Kampfgase bereitgehalten. Später fanden Alkylphosphate als Insektizide, Akarizide, Nematizide und Fungizide eine weite Verbreitung. Einige eignen sich als Systeminsektizide: die Pflanzen werden mit Lösungen begossen. Durch Wurzeln und Blätter gelangen die Gifte in den Pflanzenorganismus, indem sie sich im ganzen „System" verteilen und die Pflanzen vor den sie befallenden Insekten schützen.

Wirksame Alkylphosphate besitzen als Zentralatom einen Phosphor, der eine Bindung zu Sauerstoff oder Schwefel bereitstellt. Zwei weitere Liganden sollen organische Reste und der 4. Ligand muß eine organische Gruppe mit aciden Eigenschaften (ein Ester) sein.

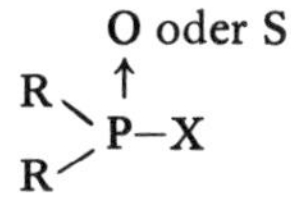

Für die Fülle der Alkylphosphate können hier nur einige chemisch unterschiedliche Vertreter genannt werden.

Paraoxon

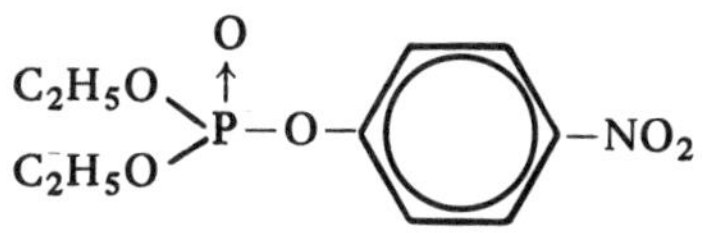

E 600, Mintacol® = Diäthyl-p-nitrophenylphosphat bildet ein hochtoxisches Kontakinsektizid LD_{50} 3 mg/kg Ratte, oral. Mintacol® wird in Augentropfen als Mioticum benutzt.

Beispiel für einen Phosphorsäureester

Parathion

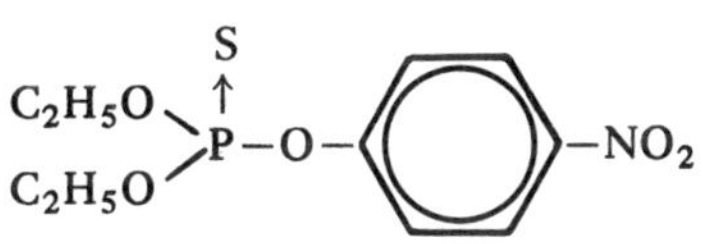

E 605 = Nitrostigmin = Diäthyl-p-nitrophenylthiophosphat wird im Körper durch Ersatz des Schwefels durch Sauerstoff zu E 600 gegiftet.

Beispiel für einen Thiophosphorsäureester

LD_{50} 6,5 mg/kg Ratte, oral. Die Letaldosis für den Erwachsenen wird mit oral 5–15 mg/kg Körpergewicht angegeben.

TEPP

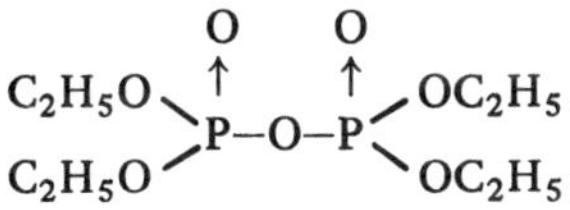

Tetraäthylpyrophosphat, Kontaktinsektizid von hoher Toxizität. LD_{50} = 2 mg/kg Ratte, oral.

Beispiel für einen Pyrophosphorsäureester

DDVP

Dichlorvos, Dimethyldichlorvinylphosphat wird in Strips zur Fliegen- und Mottenvergiftung angewendet. LD_{50} 70 mg/kg Ratte, oral. Die akute Gefährdung ist etwas geringer, jedoch wird vor Dauereinwirkung in Wohn- und Schlafräumen gewarnt, da durch Hydrolyse methylierende Gruppen entstehen können.

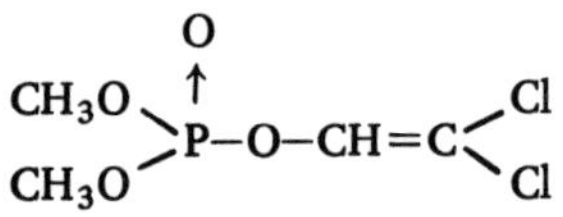

OMPA

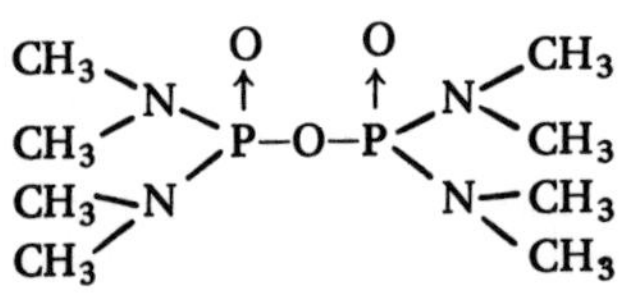

Octamethyltetraamidopyrophosphat eignet sich als Systeminsektizid. LD_{50} 10 mg/kg Ratte, oral.

Beispiel für ein Pyrophosphorsäureamidderivat

Außerdem werden alkylierte Ester der phosphorigen Säure und der unterphosphorigen Säure eingesetzt:

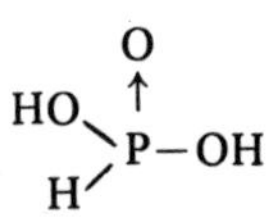

Phosphor-III-Säure
= phosphorige Säure
= Phosphonsäure

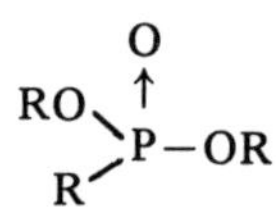

Ester

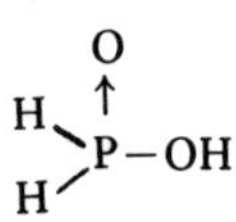

Phosphor-I-Säure
= unterphosphorige Säure
= Phosphinsäure

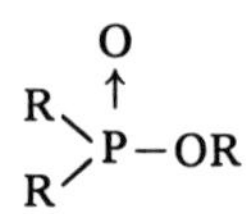

Ester

	Kenn-buchstabe	Abteilung
Carbaminsäureester und Carbamate, akarizide, nematizide, insektizide sind einzeln mit Kennbuchstaben aufgeführt		1
Carbaminsäureester und Carbamate, fungizide und herbizide sind einzeln mit Kennbuchstaben aufgeführt		soweit nicht aufgeführt
Phosphorsäure- und Thiophosphorsäure -Ester, organische als Schädlingsbekämpfungsmittel, soweit nicht aufgeführt	T	1 bis zu 10%: 2

2.2.4 Phenole und Derivate

Hydroxylderivate der Aromaten heißen Phenole. Sie dissoziieren wie schwache Säuren und bilden mit Basen wasserlösliche Salze, die Phenolate. In Wasser sind sie als reine Phenole unterschiedlich löslich. Sie werden cutan gut resorbiert und schädigen dabei die Haut durch Keratolyse. Die Verätzungen sind relativ schmerzlos, da Phenole anästhesieren. Orale Aufnahme und Inhalation führen auf den betroffenen Schleimhäuten zur Bildung eines weißlichen Schorfs. Nach der raschen Resorption rufen Phenole ZNS-Schäden, bei letalen Dosen ab etwa 10 g oral, Krämpfe und Lähmungen hervor. Im Organismus oxidieren Phenole zum Teil zu mehrwertigen Phenolen und entgiften rasch mit Schwefelsäure und Glukuronsäure zu harnfähigen Konjugaten.

In der *Ersten Hilfe* werden die mit Phenolen in Berührung gekommenen Kleidungsstücke schnell entfernt und die Haut sofort gründlich mit Wasser gewaschen. Innerlich werden zur Bindung der Phenole Eiweiße wie Milch oder Eier gegeben. 1–2 Suppenlöffel voll Kohle oder 30–40 Kohletabletten adsorbieren Phenole. Anschließend soll mit 20–30 g Natriumsulfat abgeführt werden.

Alle Arbeiten mit Phenolen im Labor oder im Pflanzenschutz sind zur Vorbeugung mit Schutzkleidung, Schutzbrillen und gegebenenfalls nach Eincremen mit fettfreien Schutzsalben auszuführen. Lösungen von Desinfektionsmitteln auf Phenolbasis sind sorgfältig zu dosieren.

Phenol

Monohydroxybenzol. Früher wurde Phenol Carbolsäure genannt, der Name bezog sich auf die verflüssigte Form, die aus 90,9 Teilen Phenol und 9,1 Teilen Wasser besteht. Carb – leitete sich von Carboneum und -ol von dem öligen Aussehen der Lösung ab. Der Zusatz Säure bezog sich auf die sauren Eigenschaften dieser Verbindung. Sie war ein beliebtes Des-

infektionsmittel, das heute wegen seiner Giftigkeit medizinisch weniger benutzt wird. Doch ist Phenol nach wie vor Grundgerüst vieler Desinfizientien. Die Anwendung der reinen Substanz oder ihrer Lösungen erfolgt heute noch als Reagenz, in der chemischen Synthese oder als Obstbaumcarbolineum.

Die Kristalle sind hygroskopisch. Sie verharzen bei Luftzutritt, das heißt, sie bilden Phenoläther, die an Verfärbungen zu erkennen sind. Mit Eisen (III) Verbindungen bildet Phenol – wie die meisten Phenole – Farbstoffkomplexe.

Kresol

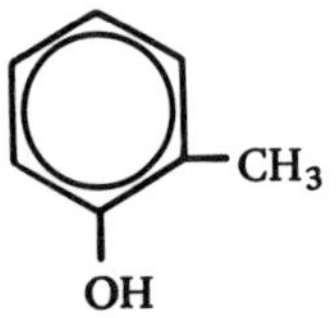

Methylphenol, Hydroxytoluol wird in o-, m-, p-Stellung überwiegend in Seifenlösung als Desinfektionsmittel verwendet (Lysol®). Durch die oberflächenaktive Wirkung der Seife ist diese Kombination besonders gefährlich.

Einige Phenole zeigen außer der ZNS-Wirkung Hämolyse und Met·Hb-Bildung, wie z. B. Hydrochinon und DNOC. Sie steigern den Stoffwechsel, deswegen magern chronisch Vergiftete ab.

DNOC

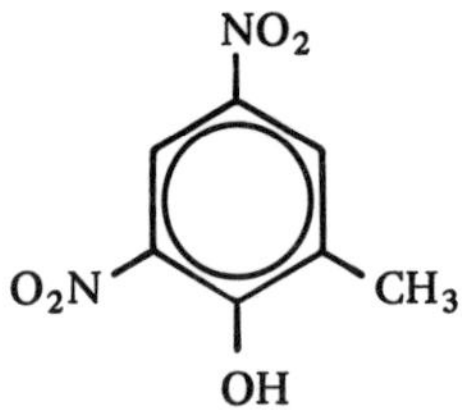

Dinitroorthocresol wird als Herbizid und insektizides Winterspritzmittel eingesetzt.

Pikrinsäure

2,4,6-Trinitrophenol bildet gelbe spitze Nadeln, die sich 1,3 % in Wasser lösen.

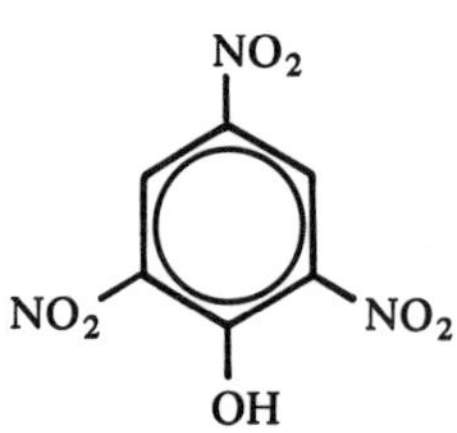

Pikrinsäure ist ein Schlagsprengstoff, der nur bis zu Mengen von 100 g in der Apotheke vorrätig gehalten werden darf. Er wird angefeuchtet gehandelt und wird vor Verarbeitung zum Reagenz im Trockenschrank bei 80° oder im Exsikkator getrocknet. Oral eingenommen löst Pikrinsäure Erbrechen aus und führt deshalb seltener zur letalen Vergiftung. Charakteristisch ist die Gelbverfärbung der gesamten Haut.

Trikresylphosphat

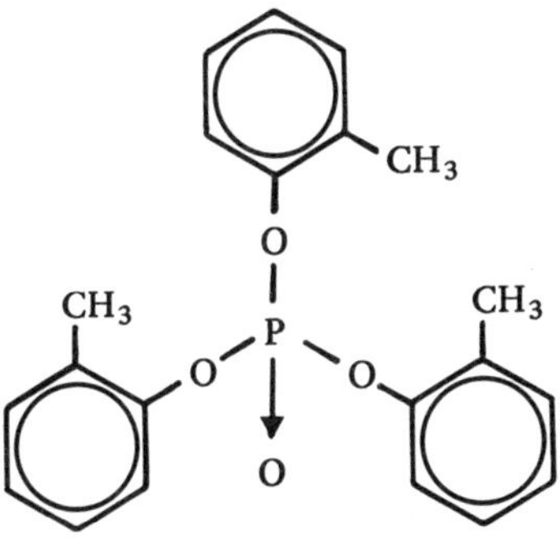

Triorthokresylphosphat wird als öliges Lösemittel für Nitrozellulose und als Weichmacher für Kunststoffe wie z. B. PVC vielfältig eingesetzt. Bereits Einnahmen von 1 bis 2 g rufen Lähmungen hervor. Auch die Isomeren o–m–m, o–p–p und o–m–p sind sehr giftig.

	Kennbuchstabe	Abteilung
DNOC und Salze	T	2
Kresol	T	3
Phenol	T	3
Phenol-Salze	T	
Trikresylphosphate	T	2
Trinitrophenol	T	
Pikrinsäure und Salze		3

2.2.5 Carbonylverbindungen und Carbonsäuren

Aldehyde leiten ihren Namen von der einfachsten Darstellung ab: Alcohol dehydrogenatus. Sie sind außerordentlich reaktionsfreudig, bilden zahlreiche Additions- und Kondensationsreaktionen und wirken als Reduktionsmittel, denn sie oxidieren leicht zu Carbonsäuren. Das bedeutet in der Regel eine Entgiftung, deswegen spielen sie als Stoffklasse in der Toxikologie keine besondere Rolle.

Formaldehyd

HCHO, Methanal ist ein stechend riechendes Gas, das in 35 % Lösung als Formaldehyd solutus oder Formalin in den Handel kommt. Gelöst liegt er als Hydrat $HO\text{-}CH_2\text{-}OH$, als Trimer $(HCHO)_3$ oder als Polymer $(HCHO)_n$ vor. Formaldehyd reagiert mit den freien Aminogruppen der Eiweiße: er denaturiert Proteine. HCHO ist ein gutes Desinfektionsmittel, weil er bakterizid und viruzid wirkt. Ebenfalls adstringiert er menschliche Haut und Schleimhaut, wirkt schweißsekretionshemmend und deodorierend. Wegen des beizenden Geruches sind Vergiftungen selten. Die Letaldosis der Lösung liegt bei 10–20 ml.

Paraldehyd

$(CH_3\text{-}CHO)_3$ ist ein flüssiges Trimer des Acetaldehyds, das ein relativ harmloses Durchschlafmittel bildet. Schädigungen der Magenschleimhaut können durch Zugabe von Mucilagines vermieden werden. Es ruft am nächsten Tag keinen hang over hervor, aber unangenehme knoblauchartige Ausatmungen. Letaldosis 20–30 g.

Metaldehyd

$(CH_3\text{-}CHO)_4$ „Meta", „Trockensprit" kommt gepreßt für Campingkocher in den Handel. Eine „Tablette" von etwa 4 g kann für einen Erwachsenen bereits tödlich sein. Für Puppenküchen ist dieses Brennmaterial wegen der Giftigkeit völlig untauglich.

Als *Molluskizid* eignet sich Metaldehyd gut. Er wird in Granulatform als Schneckentod oder Schneckenkorn angeboten. Nach Aufstreuen oder oraler Aufnahme erbrechen Weichtiere bis zur völligen Austrocknung Schleim. Die Anwendung hat deshalb nur bei trockener Witterung Erfolg.

Metaldehyd bildet ein schweres Krampfgift. Dennoch dürfen Präparate mit einem Gehalt unter 10 % frei gehandelt werden, wenn sie Warnhinweise und einen abschreckenden Geschmack aufweisen.

Chloralhydrat

$CCl_3\text{-}CH(OH)_2$ Trichloracetaldehydhydrat, Chloralum hydratum, bildet muffig riechende, leicht wasserlösliche Kristalle. Es wirkt ähnlich wie Paraldehyd als Durchschlafmittel ohne hang over und sollte gleichfalls mit Schleimen rezeptiert werden. Abhängigkeiten werden beschrieben. Technisch wird Chloralhydratlösung benutzt, um mikroskopische Präparate aufzuhellen. Letaldosis etwa 5 g.

Oxalsäure

Aethandisäure bildet mit 2 Molekülen Kristallwasser eine beständige Verbindung, die sich als Urtitersubstanz in der Mangano- und Alkalimetrie sowie zur quantitativen Bestimmung des Calciums eignet. Wie in vitro verhält sich Oxalsäure in vivo: sie bindet Calciumionen des Gewebes und des Serums. Durch die Störung der Kalium-Calcium-Relation werden tetanische Krämpfe ausgelöst. Die ausfallenden Calciumoxalatkristalle verstopfen die Nierenkanälchen und führen zu Oligurie und Anurie.

COOH
|
COOH

Die *Salze der Kleesäure* zeigen analoge Wirkungen. Sie werden als Kleesalz, Oxalium, zum Rostentfernen und zum Beizen und Bleichen von Holz gebraucht. Bei chronischer Einwirkung auf die Haut werden Gangräne (absterbende Gewebe) ausgelöst. Deswegen sollte man bei Arbeiten mit diesen Stoffen Schutzhandschuhe tragen.

COOK COOH
| · | · $2\ H_2O$
COOH COOH

In der *Ersten Hilfe* kann der Vergiftete Milch trinken: die Oxalsäure wird gepuffert, Calciumoxalat ausgefällt. Calciumglukonat kann oral oder als 20 %ige Lösung intravenös zugeführt werden.

Phenoxycarbonsäuren

Die Ester der Phenoxycarbonsäuren werden als Herbizide verwendet. Sie hemmen das pflanzliche Wachstumshormon Auxin. Im menschlichen Körper blockieren sie wahrscheinlich die Glykolyse.

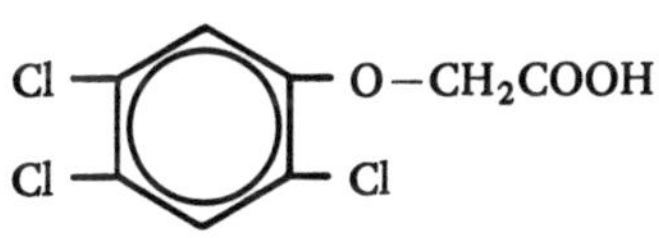

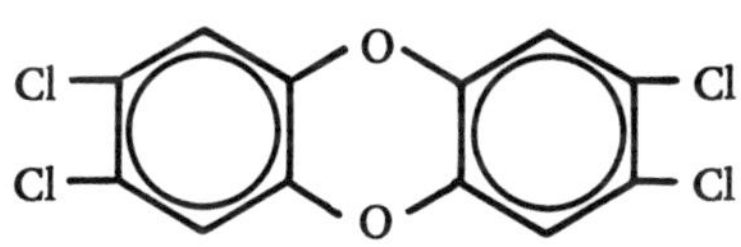

2,4,5-Trichlorphenoxessigsäure = 2,4,5-T.
Bei der Fabrikation von 2,4,5-T und anderen Chlorphenoxyessigsäuren entstand in Seveso in einer unkontrollierten Reaktion TCDD = 2,3,7,8-Tetrachlordibenzo-p-dioxin, das durch seine Resistenz eine starke Belastung der Umwelt bildet.

	Kennbuchstabe	Abteilung
Chloralhydrat CCl_3-$CH(OH)_2$	T	
4-CPA, 4-Chlor-phenoxy-essigsäure	Xn	
2, 4-DB, Dichlorphenoxybuttersäure	Xn	
2, 4-D, Dichlorphenoxyessigsäure	Xn	
Formaldehyd, > 30 % HCHO	T	
Formaldehyd, 5–30 % HCHO	Xn	
Metaldehyd, $(CH_3$-$CHO)_4$	Xn	2
Oxalsäure, $(COOH)_2$	Xn	2
Oxalsäure – Salze	Xn	3
Paraldehyd, $(CH_3$-$CHO)_3$		2
2, 4, 5-T, Trichlorphenoxyessigsäure	Xn	

2.2.6 Bispyridinium-Verbindungen (Quats)

Bispyridinium-Derivate sind Kontaktherbizide, die der Unkrautbekämpfung dienen. Die stark alkalischen Verbindungen hemmen die Photosynthese, sie blockieren die Energieübertragung.

Im menschlichen Organismus verlaufen die Intoxikationen in Phasen. In der letzten Phase führen Lungenveränderungen häufig zu einem schrecklichen Tod durch Ersticken. Echte Antidote gibt es nicht. Die *Erste Hilfe* muß sich auf Herbeiführen von Erbrechen und Magenspülen beschränken. Als Adsorbens wird Bentonit verabfolgt. In der Klinik wird durch Hämoperfusion versucht, das Gift zu eliminieren.

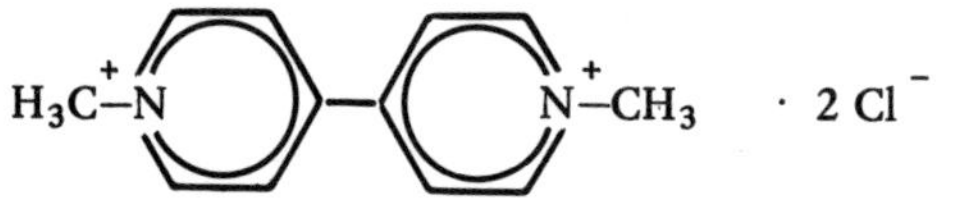

Paraquat,
1,1-Dimethyl-4,4-bispyridinium-dichlorid

LD_{50} 150 mg/kg Ratte, oral

	Kenn-buchstabe	Ab-teilung
Bipyridinium-Verbindungen	T	1

2.2.7 Antikoagulantien und gefäßpermeabilitätserhöhende Stoffe

Die Blutgerinnung schützt den Organismus gegen Blutverlust bei Verletzungen. Die schnelle erste Blutungsstillung erfolgt durch einen „Trombozytenpfropf", Vasokonstriktion im verletzten Bezirk und Verklebung des Gefäßendothels. Die Blutungszeit bis zu diesem primären, aber nicht stabilen Verschluß, beträgt normalerweise 2–3 Minuten.

Erst durch die Blutgerinnung gelingt ein mechanisch stabiler Wundverschluß. Die Gerinnungszeit dauert etwa 5–7 Minuten. Viele Faktoren beeinflussen den Gerinnungsprozeß. Antikoagulantien greifen je nach Eigenschaften in das komplizierte Geschehen ein und heben die Gerinnung auf oder verzögern sie.

Bei einem Rindersterben im Jahre 1922 verbluteten Tiere nach oberflächlichen Verletzungen an einem Stacheldraht. Sie standen auf einer Wiese mit verdorbenem Steinklee, Melilotus albus. Er enthält wie viele andere Pflanzen das Cumarin. Aus den faulenden Kleepflanzen wurde das Dicumarol isoliert und als Ursache der Gerinnungshemmung erkannt.

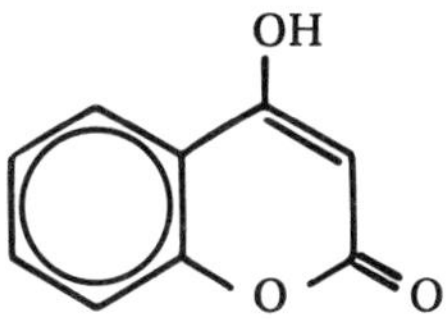

4-Hydroxycumarin

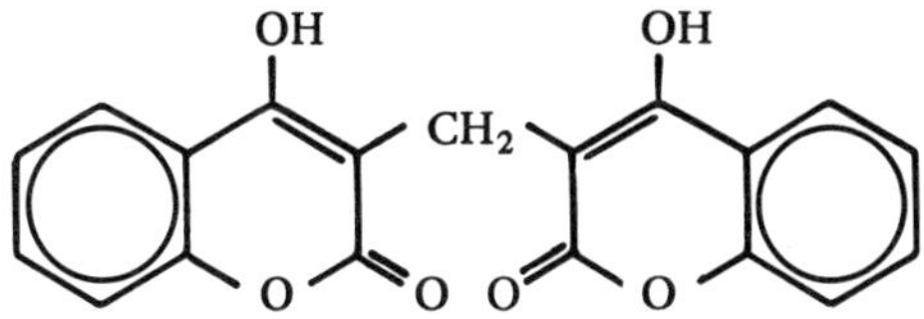

Dicumarol

Die späteren Untersuchungen ergaben, daß Cumarinderivate wahrscheinlich die Vitamine K kompetitiv hemmen. Diese Vitamine sind zur Biosynthese des Prothrombins und einiger anderer Gerinnungsfaktoren notwendig. Die Gerinnungsverzögerung tritt erst nach einigen Tagen und nach mehrfacher Aufnahme in kleinen Dosen ein, wenn die Konzentration der Gerinnungsfaktoren entsprechend abgenommen hat. Gleichzeitig erhöhen die Wirkstoffe die Permeabilität der Gefäße. Es kommt zur inneren und äußeren Verblutung. Augen-, Nasen-, Ohrenbluten sind zu erkennen.

Cumarinderivate eignen sich sehr gut zur Vernichtung von Nagetieren. Sie können als Ködergifte ausgelegt oder als Pulver ausgestreut werden. Wegen der längeren Latenzzeit und der wenig dramatischen Erscheinungen tritt keine Köderscheu ein.

Für Erwachsene und sogar für Kinder und Haustiere ist die einmalige Einnahme dieser Rodentizide harmlos.

Zur *Ersten Hilfe* steht als wirksames Antidot das Vitamin K_1 zur Verfügung, das in reichlicher Dosierung wiederum die kompetitive Hemmung aufhebt. Es muß laut *ApoBO Anl. 3* in jeder Apotheke vorrätig gehalten werden (Konakion®). Allerdings benötigt die Neubildung der Gerinnungsfaktoren eine gewisse Zeit. Im schweren Notfall wird Frischblut transfundiert.

ANTU

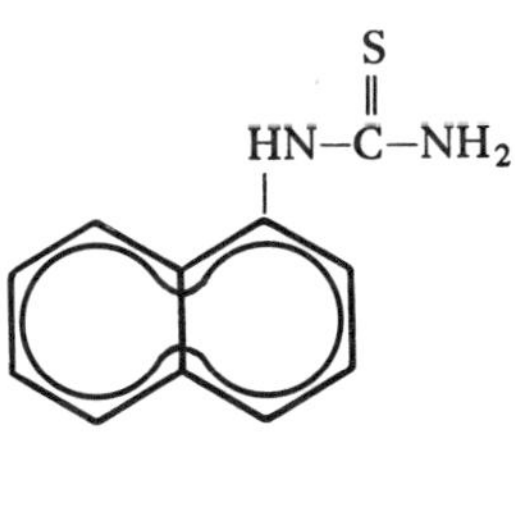

α-Naphthylthioharnstoff wird ebenfalls als ein für Menschen relativ ungefährliches Rodentizid eingesetzt. Es schädigt die Kapillaren, dadurch kommt es zu Blutaustritten im Körper. Die Tiere sterben an einem akut toxischen Lungenödem.

Zur Therapie wird 10–20 %ige Natriumthiosulfatlösung intravenös injiziert.

	Kenn-buchstabe	Ab-teilung
Cumarinderivate, als Schädlingsbekämpfungsmittel	T	2
antu	T	2

2.2.8 Sonstige organische Gifte

Äthylenoxid

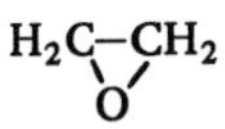

Doppelbindungen lagern Sauerstoff an und bilden Epoxide. Äthen kann Sauerstoff zum Äthylenoxid, zum Oxiran, addieren. Dieses einfachste Epoxid ist ein angenehm riechender, bei Zimmertemperatur gasförmiger Stoff, der zur Begasung von Gebäuden dient und Ungeziefer aller Art tötet. Das extreme Gift benutzt man ebenfalls zur Entkeimung von medizinischen Geräten und pharmazeutischen Apparaturen, von Drogen, Stoffen, Pelzen und sogar von Tabak und Lebensmitteln.

Durch die Ringspannung ist diese Verbindung sehr reaktionsfreudig. Sie setzt sich mit allen Substanzen um, die einen aktiven Wasserstoff besitzen. So beruht die biozide Wirkung auf einer irreversiblen Reaktion des Epoxids mit den funktionellen End- und Seitengruppen der Proteine. Dabei springt der Dreierring auf.

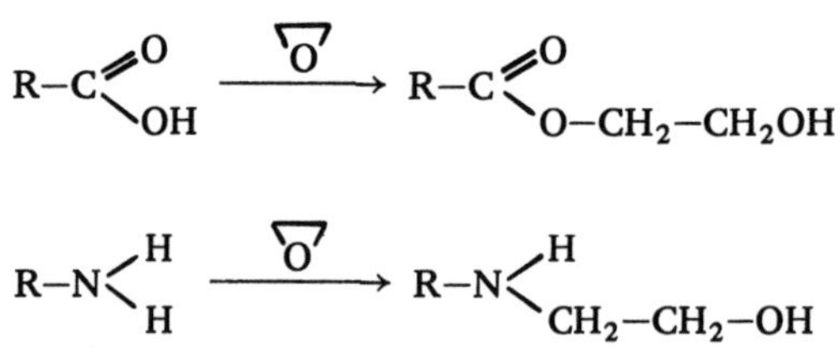

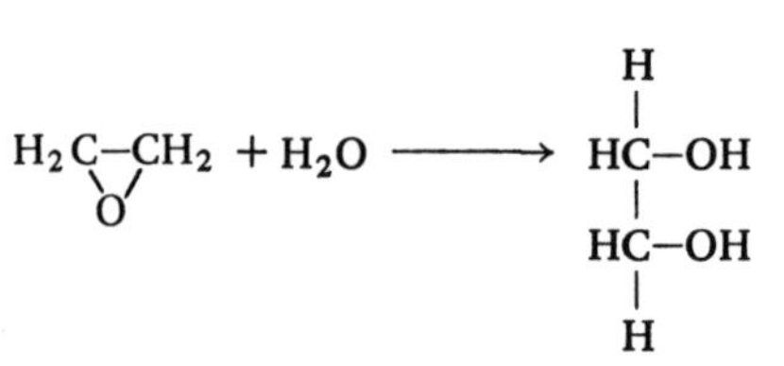

Ebenfalls löst sich Äthylenoxid in Wasser und hydrolysiert zu Äthylenglykol. Die flüssige Form (Siedepunkt 13,7°) und die wässrige Lösung sind noch gefährlicher, als das viele Materialien durchdringende Gas. Durch die Fähigkeit, Papier und einige Folien zu penetrieren, eignet sich Oxiran zur Entkeimung von bereits verpackten Einwegspritzen, Verbandstoffen, Augentropfflaschen und Ähnlichem. Problematisch ist allerdings die Entfernung der Giftreste, die meist durch das Nachdrücken von entkeimter Luft oder Inertgasen erfolgt.

Exopide sind explosiv. Auch Äthylenoxid entzündet sich oberhalb einer Konzentration von 4 % in der Luft unter Bildung von Polymerisaten. Als Explosionsschutz wird dem Gas CO_2 beigefügt.

Die Behandlung einer Vergiftung, bei der alle kontaminierten Proteine geschädigt sind, kann nur klinisch und symptomatisch erfolgen. *Der Laienhelfer* sollte den Patienten sofort von allen verunreinigten Kleidern befreien und die betroffenen Hautstellen durch Waschen mit Seifenwasser reinigen. Der Tod wird durch ein Lungenödem ausgelöst, Leber- und Nierenschäden sind zu befürchten.

Dieser hochgiftige Stoff darf nur unter Beachtung von Vorsichtsmaßnahmen angewendet werden. In der GV des Landes Bayern sind besondere Vorschriften fixiert.

Crimidine

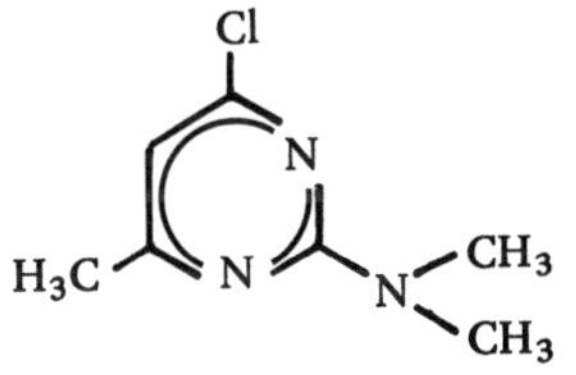

2-Chlor-6-dimethylamino-4-methyl-pyrimidin ist als Castrix® im Handel und dient als Rodentizid überwiegend zur Feldmausbekämpfung, da die Giftwirkung gegen Federvieh gering ist. Der Stoff ist ein Vitamin B_6-Antogonist, den der Organismus sehr rasch abbaut. Bereits während des Verweilens im Kropf der Vögel verliert Crimidin die Toxizität. Die Letaldosis beträgt 50 mg, das bedeutet: 50 Castrixkörner sind tödlich (Giftweizenkörner)! Crimidin ist ein Krampfgift, der Tod kann durch Krampf der Atemmuskulatur, aber auch durch Lähmung des Atemzentrums erfolgen.

In der *Ersten Hilfe* gibt der Laienhelfer Kohle, die das Gift adsorbiert. Gleichzeitig soll Natriumsulfatlösung abführen. Vitamin B_6 (Hexobion®) wirkt in hohen Dosen als Antidot.

Seifen und Detergentien

Waschaktive Stoffe können durch Schaumaspiration zu Unfällen führen. Echte Seifen sind bekanntlich Alkaliseifen höherer Fettsäuren und als solche Basen, die Schleimhautverätzungen hervorrufen können.

Die synthetischen Waschrohstoffe, wie Alkylsulfate (Ester), Alkylsulfonate, Alkylbenzolsulfonate und Invertseifen, zeigen geringe Hautschädigungen. In den Fertigpräparaten sind sie zumeist für die Verwendung in mechanischen Geräten mit toxikologisch harmlosen Schaumbremsern versehen, so daß die Gefahr der Schaumbildung gering ist. Bei versehentlicher Einnahme von Spülmitteln für die manuelle Reinigung ist die Gabe eines Entschäumers, wie Sab-Simplex® oder Lefax®, auf Grundlage von Dimethylpolysiloxan angezeigt.

	Kenn-buchstaben	Abteilung
Crimidin		1
Ethylenoxid Oxiran	T	1
Giftgetreide	T	2 das nicht mehr als 0,5 % Strychninnitrat oder als Krampfgift wirkende Pyrimidinderivate enthält

2.3 Pflanzen – Gifte

Pflanzen können chemische Stoffe bilden, die in kleinsten Dosen starke physiologische Reaktionen in tierischen Organismen auslösen, mit anderen Worten: Gifte sind. Es gibt eine Fülle von verschiedenen pflanzlichen Giften. Einige lassen sich klassifizieren in Alkaloide, Glykoside und ätherische Öle. Die Bedeutung dieser hochdifferenzierten, teilweise chemisch komplizierten Naturstoffe für den Pflanzenorganismus ist noch nicht geklärt. Man sieht sie zunächst als Endprodukte des Stoffwechsels an, eines Stoffwechsels, der im Laufe der Evolution zufällig zu diesen Substanzen führte oder sogar entgleiste.

Jedenfalls gibt es einige Pflanzenfamilien, in denen sich gehäuft Gifte finden. Alkaloide zum Beispiel sind vielfach Inhaltsstoffe der Solanaceen, Ranunculaceen, Fabaceen, Liliaceen, Papaveraceen, Rubiaceen und anderer.

Als **Alkaloide** werden Pflanzenbasen bezeichnet, deren Grundgerüste heterocyclisch gebundenen Stickstoff enthalten, auf dem ihre Basizität beruht. Bis auf Nikotin und Coniin sind die Alkaloide kristallin. Die freien Basen verhalten sich in der Regel lipophil, ihre Salze sind meist wasserlöslich. Alkaloide auch aus ein- und derselben Familie können sehr unterschiedlich wirken.

Glykoside sind zuckerhaltige Pflanzeninhaltsstoffe. Der Zucker liegt in Halbacetalform vor und ist mit einer Hydroxylgruppe des zuckerfreien Spaltstückes kondensiert. Chemisch ist daher ein Glykosid ein Vollacetal und das zuckerfreie Spaltstück oder Aglykon ist ein Alkohol oder Phenol. Oft wird die Wirkung durch das Aglykon bestimmt, aber vielfach variieren die Zuckerbausteine erheblich die Effekte.

In den Familien der Apiaceae, Chichoriaceae, Lamiaceae, bei Cupressaceae und anderen Nadelhölzern liefern viele Pflanzen ätherische Öle. Der Hauptanteil besteht aus Terpenen, die Carbonylgruppen tragen und deshalb Aldehyd- oder Ketocharakter zeigen. Auch besitzen sie Hydroxylgruppen, die häufig veräthert oder verestert sind. Diese Stoffe haben einen charakteristischen Geruch und sind in der Regel ungiftig.

Die Giftigkeit der Pflanzen wechselt je nach Standort, Jahres- und Tageszeit und nach Witterungsbedingungen. Grenzwerte besitzen deshalb eine bedingte Aussagekraft.

Die allgemeinen Behandlungen bei Vergiftungen mit Pflanzen entsprechen den üblichen Maßnahmen der Ersten Hilfe (s. u.). Kohle hat sich als günstiges Adsorbens bei Vergiftungen durch Alkaloid-haltige Pflanzen bewährt. Handelt es sich um parasympatholytisch wirkende Inhaltsstoffe, wie Hyoscyamin und Atropin, sind Injektionen von AChE-Blockern wie Physostigminsalicylat geeignete Antidote.

Toxikosen durch Pflanzen mit herzwirksamen Glykosiden werden mit Atropin behandelt, um den Vaguseffekt dieser Stoffe zu dämpfen. Mit Na_2-EDTA kann Ca^{2+} entzogen werden oder kaliumchloridhaltige Infusionen substituieren Kalium-Ionen bei Absinken des Kaliumspiegels, auch Colestyramin (Quantalen®) eignet sich. Betablocker können hilfreich sein.

Häufigste einheimische oder in Deutschland angebaute Giftpflanzen (Nach Bundesanzeiger Nr. 57 vom 10. April 1975)

Familie	Pflanze	wichtigste Inhaltsstoffe	Hauptwirkungen
Taxaceae Eibengewächs	Taxus baccata Eibe	Alkaloide: Taxin, Taxicatin, Ephedrin	Bradykardie, Blutdrucksenkung, Herztod
Cupressaceae Zypressengewächse	Juniperus sabinae Sadebaum	ätherische Öle	Nierenschäden, Krämpfe, Lähmungen
	Thuja occidentalis Lebensbaum	ätherische Öle	Nierenschäden, Degeneration der Leber, Krämpfe, Lähmungen
Liliaceae Liliengewächse	Veratrum album weißer Germer, Nieswurz	Alkaloide: Protoveratrin u. a.	Reizung und später Lähmung der sensiblen Endnerven, Herzlähmung, Letaldosis des Veratrins 20 mg
	Paris quadrifolia Einbeere	Saponine	Übelkeit, Erbrechen, Koliken
	Colchicum autumnale Herbstzeitlose	Alkaloid: Colchicin	Dyspnoe, Cyanose, Tachycardie Kollaps, Lähmungen, Atemlähmung bei vollem Bewußtsein, Mitosehemmung Letaldosis 20 mg
	Convallaria majalis Maiglöckchen	Cardenolid-Glykoside	Übelkeit, Durchfälle, Sehstörungen, Bradykardie, Herzblock

Familie	**Pflanze**	**wichtigste Inhaltsstoffe**	**Hauptwirkungen**
	Polygonatum sp. Salomonssiegel	herzwirksame Glykoside	schwächere Symptome als bei Convallaria angegeben
Araceae Aronstabgewächse	Calla palustris Drachenwurz	Aroin	örtliche Reizwirkung und ZNS-Schäden
	Arum maculatum gefleckter Aronstab	Aroin	örtliche Reizwirkung und ZNS-Schäden
Ranunculaceae Hahnenfußgewächse	Helleborus sp. (niger, viridis, foetidus) Nieswurz	Cardenolid-Glykoside	Arrythmie, Atemnot, Herzstillstand
	Aconitum napellus (u. a.) Eisenhut (blauer)	Alkaloide: Aconitin u. a.	Anästhesie, Untertemperaturen, absteigende Lähmungen, Atemlähmung. Aconitin ist gefährlichstes Alkaloid: Letaldosis 3–6 mg
	Delphinum = Consolida regalis Rittersporn	Alkaloide	Speichelfluß, Bewegungsstörungen
	Clematis recta u. a. Waldrebe	Proteanemonin	Hautjucken, Blasenbildung, Lymphdrüsenschwellungen
	Ranunculus acris u. a. Hahnenfuß	Protoanemonin	„Wiesendermatitis"
	Pulsatilla sp. Küchenschelle		

Familie	Pflanze	wichtigste Inhaltsstoffe	Hauptwirkungen
	Anemone sp. Windröschen	Protoanemonin	Hautjucken, Blasenbildung, ZNS-Schäden
	Hepatica sp. Leberblümchen		
Papaveraceae Mohngewächse	Papaver somniferum Schlafmohn	Milchsaft eingetrocknet: Opium Alkaloide: Morphin, Codein, Papaverin, Thebain, Narcein u. a.	Analgesie, sedative und antitussive Wirkungen, Euphorie, Obstipation, Bradycardie, Miosis und lebensbedrohende Atemdepression (Säuglinge sind besonders gefährdet s. Kap. 1.2.3)
	Chelidonium majus Schöllkraut	Alkaloide: Chelidonin, Spartein u. a.	Reizung im Gastrointestinaltrakt, Krämpfe, Lähmungen
Fabaceae Schmetterlingsblütler	Phaseolus coccineus Feuerbohne	Toxalbumine: Phasin, in allen Pflanzenteilen, auch in Hülsen und Samen	Leibschmerzen, Erbrechen, Diarrhoe, Kollaps, durch Kochen wird der Giftstoff zerstört
	Phaseolus vulgaris Gartenbohne		
	Laburnum anagyroides Goldregen	Alkaloid: Cytisin (3 %ig in den Samen)	ein Ganglienblocker: Übelkeit, Erbrechen, Kollaps, Muskelzuckungen, Halluzinationen, Letaldosis für Erwachsene 15–20 Samen
	Genista, verschiedene, Sarothamnus scoparius Ginster	Alkaloide: Spartein, Cytisin	Erregungen und Lähmungen

Familie	Pflanze	wichtigste Inhaltsstoffe	Hauptwirkungen
Cichoriaceae Korbblütler	Latuca virosa Giftlattich	Bitterstoffe, Estergemische	Schweißausbrüche, Tachycardie, Sehstörungen
Caprifoliaceae Geißblattgewächse	Lonicera cylosteum u. a. Geißblatt	Bitterstoffe	Übelkeit, Erbrechen, Tachycardie, Krämpfe
	Symphoricarpos rivularis Schneebeere	Bitterstoffe	
	Viburnum, verschiedene Schneeball	Bitterstoffe, Glykoside	Gastrointestinale Wirkungen
Thymelaeaceae Seidelbastgewächse	Daphne mezereum gemeiner Seidelbast	Glykoside und Mezereinsäureanhydrid	lokale Reizwirkungen, Benommenheit, Nierenreizung, alle Pflanzenteile sind giftig, für Kinder u. U. tödlich
Anacardiaceae Sumachgewächse	Hedera helix Efeu	Glykoside	Diarrhöe, ZNS-Erregung
	Rhus toxicodendron Giftefeu	Derivate des Brenzketachins, Cardol, Anacardsäure	Dermatitis, Blasenbildung, Diarrhöe
Aquifoliaceae Stechpalmengewächse	Ilex aquifolium Stechpalme	Theobromin, Bitterstoffe	Gastroenteritis
	Prunus laurocerasus Kirschlorbeer	Blausäure-Glykoside: Prunasin und Prulaurasin	Blausäurevergiftungen (Blätter enthalten etwa 1 % Glykoside)

Familie	Pflanze	wichtigste Inhaltsstoffe	Hauptwirkungen
Euphorbiaceae Wolfsmilchgewächs	Euphorbia sp. Wolfsmilch	Triterpene	örtliche Reizwirkungen, Blasenbildung, Gastroenteritis, Kreislaufkollaps
	Ricinus communis Wunderbaum	Alkaloide: Ricin und Ricinin (Nitrile!) ungesättigte Hydroxyfettsäure: Ricinolsäure	Gastroenteritis, Nephritis, Vasomotorenlähmung, besonders die Samen sind sehr gefährlich. Die zur Gewinnung des Ricinusöls ausgepreßten Samen haben eine Letaldosis von 30 mg.
Ericaceae Heidekrautgewächs	Rhododendron ponticum, gemeiner Rhododendron	Diterpene: Rhodotoxin	Gastroenteritis, Bradycardie, Atemlähmung
	Rhododendron ferrugineum, rostblättrige Alpenrose	Triterpene: Urolsäure	Gastroenteritis, Bradycardie,
	Andromeda polifolia Rosmarinheide	Diterpene, ähnl. Rhodotoxin	Gastroenteritis, Bradycardie, Atemlähmung
	Ledum palustre Sumpfporst	ätherische Öle	Gastroenteritis, Tachycardie, Nephritis, Rauschzustände
Oleaceae Ölbaumgewächs	Ligustrum vulgare Liguster	chemisch noch nicht erforschter toxischer Wirkstoff	hautreizende Wirkungen

Familie	Pflanze	wichtigste Inhaltsstoffe	Hauptwirkungen
Apocyanaceae Hundsgiftgewächs	Nerium oleander Oleander	Glykosid: Oleandrin u. a.	digitalisähnliche Wirkungen: Durchfälle, Herzrhythmusstörungen, Herzlähmung
Apiaceae Doldenblütler	Cicuta virosa Wasserschierling	Cicutoxin (N-freies Krampfgift)	eine einzelne Knolle enthält die Letaldosis. Krämpfe, Tod
	Aethusa cynapium Hundspetersilie	Alkaloid: Coniin	aufsteigende Lähmung der quergestreiften Muskulatur bei vollem Bewußtsein, Atemlähmung Letaldosis 0,5 g
	Conium maculatum gefleckter Schierling	Alkaloid: Coniin	
Solanaceae Nachtschattengewächse	Atropa belladonna Tollkirsche	Alkaloide: L-Hyoscyamin, D/L-Hyoscyamin = Atropin Blätter etwa 0,5 % Wurzeln etwa 1 %	kompetitiver Antagonist des ACh an den postganglionären Fasern des Parasympaticus. Mydriasis, Akkomodationslähmung, Steigerung des intraocularen Drukkes, Schweiß- und Speichelsektretionshemmung, Erweiterung der Bronchien, Tachycardie, Peristaltikhemmung, im Bereich von Blase und Mastdarm spasmenlösend, Zentralerregung, Delirien, motorische Unruhe, Koma
	Hyoscyamus niger Bilsenkraut	wie Atropa, nur Blätter geringer %ig	
	Datura stramonium Stechapfel	überwiegend sind die Samen alkaloidhaltig, sonst s. bei Atropa	
	Nicandra physaloides Giftbeere	Alkaloide: insbesondere L-Hyoscyamin	s.o.

Familie	Pflanze	wichtigste Inhaltsstoffe	Hauptwirkungen
	Lycium halimifolium Bocksdorn	Alkaloide: insbesondere L-Hyoscyamin	s. o.
	Physalis alkekengi Judenkirsche		
	Solanum dulcamara bittersüßer Nachtschatten	glykosidische Alkaloide, Aglykone: Solanin, Solasodin	örtliche Reizungen, Protoplasmagifte, Hämolyse, gastrointestinale Erscheinungen, Krämpfe, Atemlähmung
	Solanum nigrum schwarzer Nachtschatten	Tomatidin	
	Solanum luteum gelber Nachtschatten		
	Solanum tuberosum Kartoffel		
	Solanum lycopersicum Tomate		
	Nicotiana tabacum Tabak	Alkaloide: Nicotin u. a.	s. u.
Scrophulariaceae Rachenblütler	Gratiola officinalis Gnadenkraut	Triterpene, Glykoside: Gratiosid, Aucubin	örtliche Reizwirkungen, Nephritis, zentrale Lähmung von Herz und Atmung

Familie	Pflanze	wichtigste Inhaltsstoffe	Hauptwirkungen
	Melampyrum pratense gemeiner Wachtelweizen	Glykoside: Aucubin	örtliche Reizungen, Nephritis, Blutungen im Gehirn
	Digitalis purpurea roter Fingerhut	Digitalisglykoside in allen pflanzlichen Organen. In den Blättern zwischen 0,1–1 % Cardenolide	Übelkeit, Ohrensausen, Schwindel, Bradycardie, spastische Gefäßkontraktion mit Blutdrucksteigerung, Vorhofflimmern, Arrythmien, Herztod

In den GV der Länder sind heimatliche und ausländische Pflanzen, Pflanzenteile und -inhaltsstoffe gesondert, in der EG-Richtlinie die Wirkstoffe im allgemeinen Alphabet aufgeführt

	Kenn-buchstabe	Ab-teilung
Adonisröschen, Adonis vernalis	T	2
Bilsenkraut, Hyoscyamus niger	T	2
Brechnuß, Strychnos nux vomica	T	2
Brechwurzel, Uragoga Ipecacuanha	Xn	2
Eisenhut, Aconitum napellum	T	2
Fingerhutblätter, Folia Digitalis	T	2
Jasminwurzel, gelb, Rhizoma Gelsemii	T	2
Kalabarsamen, Physostigma venenosum	T	2
Meerzwiebel, Urginea maritima	Xn	3
Mutterkorn, Claviceps purpurea	T	2
Nieswurz, Veratrum-Arten	T	2
Rhizinusarten, Rhizinussamen	Xn	
Schierling, Conium maculatum	T	2
Stechapfel, Datura stramonium	T	2
Tollkirsche, Atropa belladonna	T	2

Pflanzeninhaltsstoffe, auch synthetische:

Agarizin		2
Akonitin und seine Salze und Verbindungen	T	1
Atropin und seine Salze und Verbindungen	T	1
Bittermandelöl, blausäurehaltiges	T	2
Brucin, seine Salze und Verbindungen	T	1
Colchicin, seine Salze und Verbindungen	T	1
Coniin, seine Salze und Verbindungen	T	2
Crotonöl	T	2
Curare	T	2
Digitalisglykoside	T	1
Emitin, seine Salze und Verbindungen	T	1
Homatropin, seine Salze und Verbindungen	T	1
Hyoscyamin, seine Salze und Verbindungen	T	1
Meerzwiebelglykoside	T	2
Mutterkornalkaloide	T	1
Nicotin, seine Salze und Verbindungen	T	1
Tabakextrakt < 10 % Nicotin	Xn	1
Physostigmin, seine Salze und Verbindungen	T (Eserin)	1
Pilocarpin, seine Salze und Verbindungen	T	2
Pyrethroide Wirkstoffe	Xn	3
Skopolamin, seine Salze und Verbindungen	T	1
Strophantin, g und k	T	
Strychnin, seine Salze und Verbindungen	T	1

Pyrethrum

An der dalmatinischen Küste beheimatete Chrysanthemumarten, wie Chrysanthemum cinerariaefolium, enthalten die insektiziden Ester Pyrethrin und Cinerin.

Sie haben kamillenartige Blüten, die nach dem Aufblühen getrocknet oder extrahiert als sogenanntes „Pyrethrum" gehandelt werden.

Pyrethrum verliert unter der Einwirkung von Licht und Feuchtigkeit seine Wirksamkeit, da die Ester hydrolysieren. Ebenfalls wird es bei oraler Zufuhr im Gastrointestinaltrakt des Warmblüters gespalten und damit entgiftet. Auf der Haut und Schleimhaut kann Pyrethrum reizen, Kontaktekzeme und eventuell nach Inhalation Asthma bronchiale auslösen. Gegen Insekten wirkt es als sehr rasches Kontaktgift, das wegen der chemischen Labilität selten zu Resistenzerscheinungen führt.

Die LD_{50} schwankt zwischen 650–5 000 mg/kg Ratte, oral. Die Letaldosis für den Menschen liegt bei 1–2 g/kg Körpergewicht.

Da Pyrethrum teuer und die Toxizität gering ist, entwickelten die einschlägigen Firmen synthetische Ester der Chrysanthemumsäure oder ihrer Derivate, die sie als Pyrethroide anbieten.

Nikotin und Rauchen

Tabakbruhen und -extrakte zählen zu den ältesten Pflanzenschutzmitteln. Wegen ihrer ausgezeichneten insektentötenden Wirkung probierte man den Einsatz gegen Ektoparasiten wie Läuse oder Krätzemilben und gegen Eingeweidewürmer, Versuche, die in der Regel mit dem Tod der Schmarotzer und des Wirtes endeten. Wie gut die cutane Resorption aus Tabakblättern möglich ist, beweist der Tod eines Tabakschmugglers, der die Blätter unmittelbar auf der Haut versteckt hatte.

Das Hauptalkaloid der Tabakpflanze, ist das (–) **Nikotin**, das neben anderen Alkaloiden in Nicotiana tabacum und anderen Pflanzen vorkommt. Der Nikotingehalt der getrockneten Tabakblätter variiert zwischen 0,5–6 %. Zigaretten enthalten meist 1,2 %, Zigarren 1,5 % und Virginia-Zigarren 4–5 % Nikotin. Für den Menschen liegt die Letaldosis bei 1 mg/kg Körpergewicht. Außer cutan kann die Resorption oral oder durch Inhalation erfolgen. Eine halbe bis eine Zigarre oder zwei Zigaretten gekaut enthalten die tödliche Einzeldosis von 50–60 mg. Blausäure hat die gleiche letale Dosis!

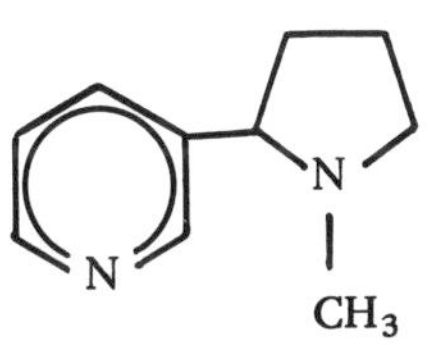

Die freie Nikotinbase ist wie bereits gesagt, eine farblose Flüssigkeit, die sich in Wasser, Äthanol und Äther leicht löst. Sie ist wasserdampfflüchtig. Ein Raucher versorgt mit 50–70 % seines Rauches die im Zimmer anwesenden Mitmenschen. 30 % des Rauches inhaliert er und nimmt daraus wiederum einen Teil des enthaltenen Nikotins auf. Von einer Zigarette werden abhängig von den Rauchergewohnheiten etwa 3–8 mg Nikotin resorbiert. Das Rauchen von 10–20 Zigaretten wäre demnach tödlich. Vor solch raschem Ende schützt die Leber, die sehr schnell immer wieder Nikotin entgiftet.

Bei regelmäßigem Nikotingenuß kommt es zur Gewöhnung, die Grenzwerte können auf das 2–3fache steigen. Allerdings kann sich die erhöhte Toleranz relativ schnell nach Unterbrechungen verlieren. Schon die morgendliche Zigarette nach der Schlafpause hat einen stärkeren Effekt.

Durch Nikotin depolarisiert die subsynaptische Membran der vegetativen Ganglien, das entspricht einer Reizung der nachfolgenden Neuronen: es kommt zu Erregungen. Nach längerer Einwirkung oder bei hohen Dosen geht die Wirkung in eine Blockade der Ganglien über: es zeigen sich Lähmungen. Nikotin wirkt sowohl sympathomimetisch als auch parasympathomimetisch. Der direkte Effekt am Gehirn – auch hier werden Überträgersubstanzen freigesetzt – bildet die Ursache für den anregenden Reiz des Nikotins und damit für das Rauchen. Durch die ausgeschütteten Katecholamine schnellt gleichzeitig der Blutzuckerspiegel hoch, der Anstieg dämpft das Hungergefühl. Das wiederum bildet die beste Entschuldigung für Raucher, sie wollen mit einer Entwöhnung nicht Körperfülle gewinnen.

Dagegen tauscht der Raucher anderes ein. Eine akute Nikotinvergiftung in leichter Form äußert sich durch Übelkeit, Erbrechen, Schwindel und Tremor-Erscheinungen, die jeder Mensch beim Rauchen der ersten Zigarette erlebte.

Symptome einer schweren Vergiftung sind Kreislaufkollaps, Durchfälle, Krämpfe, Atem- und Herzlähmung. Bei entsprechenden Dosen kann der Tod in Minuten eintreten.

Diese Intoxikationen betreffen die Einstellung des Rauchers nicht, er wird in den seltensten Fällen mit der Zigarette Suizid begehen wollen. Er bevorzugt den Selbstmord auf Raten.

Chronische Schäden durch regelmäßige Nikotinaufnahme zeigen sich beim Rauchen von etwa 20 Zigaretten und mehr am Tag. Appetitabnahme, Nervosität, Schlafstörungen und feinschlägiger Tremor bilden erste Anzeichen.

Bereits jüngere Raucher neigen zu vaskulären Erkrankungen: Rauchen gehört zu den Risikofaktoren der Arteriosklerose! Zahlen aus den USA geben die Koronartodesfälle für Raucher um 95 % erhöht an gegenüber Nichtrauchern (30–40jährige sind bereits betroffen). Außerdem begünstigen Spasmen in den Gefäßen der Extremitäten die Gangränbildung und andere Durchblutungsstörungen.

Rauchen löst wahrscheinlich keine Magen- und Darmgeschwüre aus, verzögert aber die Heilung.

Sicher erwiesen ist die stark erhöhte Morbidität der Raucher bei Lungentumoren. Raucher erkranken obendrein 2–3mal häufiger an anderen Krebsarten. Ursache sind die inhalierten Teerstoffe, die bereits lange als Karzinogene bekannt sind.

Für Lungenkrebs gilt:

40 Zigaretten täglich steigern die Mortalität 30fach
20 Zigaretten täglich erhöhen die Mortalität 15fach

und bei 8 Zigaretten täglich liegt die Mortalität noch 8fach höher als beim Nichtraucher

Bei der Verbrennung des Tabaks entstehen Reizgase, die u. a. Ammoniak und Aldehyde enthalten. Sie bilden wahrscheinlich die Ursachen für den „Raucherhusten", Bronchitis und Emphysem.

Gegen alle diese Erscheinungen spielen die Schäden durch gleichzeitig aufgenommenes Kohlenmonoxid die geringste Rolle. Der Anstieg des Hb·CO auf 10 % bei Rauchen von 20–40 Zigaretten täglich verursacht lediglich psychische Leistungsminderungen! Um die zumutbare Belastung der Passivraucher in Grenzen zu halten, sollte ein Innenraum pro Stunde und Zigarette mit 33 m^3 Frischluft versorgt werden.

Schäden an kommenden Generationen sind gravierender. Das Geburtsgewicht der Kinder von Raucherinnen liegt wesentlich niedriger als bei Nichtraucherinnen. Die Entwicklung im ersten **Lebensjahrzehnt** ist körperlich und geistig verzögert. Die Nabelschnurarterien von Neugeborenen rauchender Mütter zeigen morphologische und funktionelle Störungen. Wahrscheinlich ist auch das übrige arterielle System betroffen. Wie weit regelmäßiger Tabakgenuß genetische Schäden hervorruft, wird in der angelsächsischen Literatur bereits heftig diskutiert.

Coffein

Coffein-haltige Getränke zählen wegen ihrer anregenden Wirkung zu den verbreiteten Genußmitteln. In dem Samen („Bohne") des Kaffeestrauches befinden sich durchschnittlich 1 %, in den Blättern des chinesischen Teestrauches etwa 2 % der Purinbase.

100 g	Kaffeegetränk	enthalten etwa	75–100 mg Coffein
100 g	Teegetränk	enthalten etwa	50 mg Coffein
200 ml	Coca Cola (1 kl. Flasche)	enthält etwa	25 mg Coffein

100	g	Kakaopulver (zusätzlich etwa 1 450 mg Theobromin)	enthält etwa	170 mg Coffein
100	g	Schokolade (zusätzlich etwa 560 mg Theobromin)	enthält etwa	68 mg Coffein

Aus Kaffee erfolgt die Resorption rasch mit einem Wirkungsmaximum nach etwa einer Viertelstunde. Die im Tee vorhandenen Gerbsäuren verlangsamen und verlängern die Resorption. Gleichzeitig wirkt Teegenuß eher stopfend, während Kaffeetrinken abführt.

Durch Trimethylxanthin kommt es im ZNS zu einer Hemmung der Acetylcholin-Esterase und infolgedessen zu einem Anstieg von Acetylcholin. Gleichzeitig beschleunigt sich die Dopaminsynthese und die Freisetzung von Catecholaminen. Die vielfältigen Wirkungen beruhen auf der Vermehrung dieser Transmitter: Kohlehydratabbau und Fettstoffwechsel werden gesteigert und ermöglichen eine Erhöhung der muskulären Leistung, Puls und Atmung werden beschleunigt, die Nierenfunktion wird angeregt. Auch die Speichel-, Magensaft- und -säureproduktion verschnellert sich. Die psychischen Effekte zeigen sich allgemein in einer Steigerung des Wachheitsgrades: Reaktionszeiten werden verkürzt, Sehschärfe und Hörleistung nehmen zu. Daraus erklärt sich der „Coffeinismus", ein chronischer Mißbrauch, der zu Abhängigkeit führen kann und nach Absetzen Entzugserscheinungen, wie Depressionen und Konzentrationsmangel, hervorruft. Übermäßiger Kaffeegenuß bewirkt Nervosität, Reizbarkeit, Fingertremor und Schlafstörungen. Gleichzeitiger Alkoholgenuß erhöht die negativen Erscheinungen. Kaffeetrinken ist deshalb kein Mittel zur Milderung der Alkoholwirkung! Hyper- und Hypotoniker dürfen Kaffee in der für sie individuell verträglichen Dosierung konsumieren, der Blutdruck kann vorübergehend erhöht oder erniedrigt werden. In der Regel steigt der Blutdruck nicht an, da periphere Gefäße erweitert werden. Die letale Dosis des Coffeins dürfte bei etwa 10 g liegen.

2.4 Zusammenstellung und Vergleich wichtiger Pestizide

2.4.1 Rodentidzide

Nagetiere bilden mit etwa 3 000 Arten die größte Ordnung unter den Säugern. Als Pflanzenfresser entwickelten sie besonders ihre Schneidezähne: Nager. Mit den ständig nachwachsenden Nagezähnen können sie Materialien, Gebäude, Dämme und Ufer zerstören. Die größten Schäden richten sie jedoch als Ernte- oder Vorratsschädlinge und als Überträger von tierischen und menschlichen Seuchen an.

Nagerflöhe z. B, die normalerweise auf Ratten leben, überbringen die Pestbakterien auf den Menschen, den sie als neuen Wirt befallen, wenn ihre eigentlichen Nagerwirte durch die Pesterreger geschwächt und dezimiert sind.

Außer der Pest schleppen Nagetiere bestimmte Formen von Fleckfieber, die Weilsche Gelbsucht, Toxoplasmosen, Trichinosen, Maul- und Klauenseuche, Tollwut und andere Infektionen ein. Internationale Kontrollen überwachen zur Eindämmung dieser Überträger die Seeschiffe und -häfen.

In Deutschland leben u. U. noch in Wohnhäusern und gewerblich genutzten Gebäuden Wander- und Hausratten und Hausmäuse. Land- und Forstwirtschaft schlagen sich mit Scharen von Wühl-, Feld- und Erdmäusen.

Zur Bekämpfung gibt es verschiedene Methoden:

- Veränderung des Biotops durch Zerstörung des Unterschlupfs oder Nahrungsreservoirs
- mechanische Vernichtung durch Fallen
- Einsetzen von biologischen Feinden wie Katzen
- Anwendung von Rodentiziden als chemische Waffen.

Rodentizide wirken als

- Inhalationsgifte beim Ausräuchern und Begasen
- Streupulver und Flächengiftungsmittel in Feld und Wald
- Fraß- und Ködergifte mit akuter oder chronischer Wirkung.

Ködergifte sollen:

- geruch- und geschmacklos,
- für Menschen, Haustiere und Wild möglichst ungiftig sein,
- nicht zu schnell und auffällig wirken, damit die Artgenossen nicht köderscheu werden.

Diese Anforderungen erfüllen am besten *Cumarinderivate* und *ANTU*, die jedoch nicht voll gegen Feld-, Erd- und Wühlmäuse wirken. *Thalliumsulfat* ist als Giftpaste und Giftkörner im Handel.

Crimidin wird in Giftweizen angeboten. *Chlorierte Kohlenwasserstoffe* und *Phosphorsäureester* eignen sich zur Flächenbehandlung. *Phosphorwasserstoff, Cyanide* und *Fluoressigsäuren* sollen wegen ihrer hohen Toxizität durch Fachpersonal angewendet werden. *Scillaglykoside* und *Strychnin* lösen dramatische Krämpfe und damit Köderscheu aus. (Verbindungen s. Kap. 2.1 und 2.2, allgemeine Angaben s. Kap. 1.4).

2.4.2 Insektizide

Gliederfüsser besitzen einen Hautpanzer aus Chitin und in Segmenten angeordnete Gliedmaßen. Zu ihnen gehören die Insekten, die mit beinahe einer Million Arten die vielseitigste Tierklasse bilden. Sie leben in fast allen Gebieten der Erde. Auffallend ist die Vielgestaltigkeit ihrer Flügel, die von völliger Flügellosigkeit – primär oder sekundär – bis zu den stark beflügelten Hautflüglern und Schmetterlingen reicht.

Man unterscheidet stechende, leckende, saugende, beißende Mundwerkzeuge. Die Haut besitzt Stütz- und Schutzaufgaben, sie kann Sinnes-, Drüsen-, Gift- und Hafthaare tragen. Insekten legen in der Regel befruchtete Eier oder gebären Junglarven. Der innere Umbau, bei dem sich Flügel und u. a. äußere Anhänge entfalten, vollzieht sich während der Puppenruhe. Außer Insekten mit vollständiger, gibt es solche mit unvollständiger Verwandlung.

Die menschliche Betrachtung unterteilt in nützliche und schädliche Insekten, eine Unterscheidung, die Insektizide nicht unbedingt vornehmen. Insektentötende Stoffe müssen deshalb zweckmäßig, bedachtsam und schonend für andere Gliederfüsser eingesetzt werden. Möglichst sollen sie die Schädlinge ebenfalls in den verschiedenen Entwicklungsstadien treffen: ovizid und larvizid sein.

Auch Insektizide werden verwendet als:

- *Kontaktgifte* wie halogenierte KW, Alkylphosphate, Carbamate, Nitrophenole, Pyrethrum und Pyrethroide

- *Fraßgifte* wie Arsenverbindungen, Halogen-KW, Carbamate, Alkylphosphate

- *Inhalationsgifte* wie Blausäure, Methylbromid, Chlorpikrin, Äthylenoxid, Nikotin, Phosphorwasserstoff

Besondere Anwendungsarten bilden:

- *Systeminsektizide*, die sich im Körper der befallenen Pflanze vollständig verteilen und sie vor weiterem Fraß oder Befall schützen wie einige Alkylphosphate

- *Winterspritzmittel*, die auf noch nicht ausgeschlagene Bäume versprüht werden wie Nitrophenole, DNOC u. a.

- *Bodenentseuchungsmittel*, die durch einen hohen Dampfdruck und große Dichte die Oberfläche des Bodens eine Zeitlang bedecken und in sie eindringen. Die Lösungen der flüssigen oder festen Stoffe verteilen sich durch Ausgießen wie Alkylphosphate, Gase „verdämpfen" auf dem Boden wie Methylbromid, Chlorpikrin, Formalin, Schwefelkohlenstoff u. a.

Moderne Insektenbekämpfung kann erfolgen durch:

- *Chitinhemmung* mit Stoffen wie Diflubenzuron, durch die nur Gliederfüsser oder Pilze, die ebenfalls Chitin als Bausubstanz benötigen, geschädigt werden.

- *Chemosterilantien*, die die Eiweiße des Erbmaterials methylieren, Antimetabolite bilden oder anders chemisch schädigen.

- *Sexuallockstoffe* zur getäuschten Anlockung. Sie aktivieren über große Entfernung paarungsbereite Tiere und ermöglichen durch ihre Spezifität eine gezielte Auslese der Schadinsekten.

- *Insektenfallen*, die früher eine große Bedeutung hatten und jetzt wieder gewinnen.

- *Insektenrepellents*, Insektifuges: Stoffe, die Insekten verscheuchen! Eine geläufige Übersetzung hat sich nicht durchgesetzt, obgleich geruchsabstoßende Substanzen seit Jahrtausenden üblich sind. Herodot berichtet von Schwelfeuern mit aromatischen Hölzern. Ätherische Öle, Phthalsäureester u. a. eignen sich. Im Handel sind Diäthyltoluamid als Autan®, Bonomol® u. a.

- *Insektenviren*. Inaktive, verkapselte Vorstufen werden durch Insektenlarven verzehrt, im Darm gelöst und aktiviert. Die wirksamen Toxine zerstören die Zellen der Darmwand des Wirtsorganismus. Der Einsatz verlangt eine hohe Selektivität.

- *mikrobielle Stoffwechselprodukte*, die Spermien schädigen, Weibchen zur Ablage unbefruchteter Eier veranlassen oder auf andere Weise die Vermehrung verringern.

- *Wuchsstoffinsektizide* und *Appetitzügler* regen entweder zu erschöpfendem, übermäßigem Wachstum oder zur Verminderung der Nahrungsaufnahme an. In entgegengesetzter Weise schädigen sie die gefürchteten Insekten.

Wie günstig eine Besinnung auf physikalische Methoden ist, die das biologische Gleichgewicht nicht stören, konnte vor einigen Jahren beobachtet werden. Infolge unkritischen Insektizideinsatzes vermehrten sich Spinnmilben unendlich durch Ausrottung ihrer natürlichen Feinde, der Marienkäfer. Die Marienkäfer erwarben Resistenz gegen einige Halogen-KW und vervielfältigten sich nun ihrerseits durch das übergroße Nahrungsangebot. Es kam zu einer bislang unbekannten Marienkäferplage.

Der gezielte und überlegte Einsatz von Insektiziden ist jedoch wie bereits mehrfach gesagt unumgänglich.

Zusammenstellung einiger Insektizide

Name	LD_{50} mg/kg Ratte, oral	MAK mg/m^3
DDT	250 mg/kg aus öliger Lösung	1
γ-HCCH	125 mg/kg je nach Lösemittel im Mittel	1
Methoxychlor	5–7 g/kg	10
Aldrin	40–60 mg/kg	0,25
Propoxur	100 mg/kg	0,5
E 605	6–15 mg/kg	0,1
DDVP	60–80 mg/kg	1

2.4.3 Akarizide

Milben rechnen wie die Insekten zu den Gliederfüssern, deshalb reagieren sie ähnlich auf Gifte. Viele Akarizide sind gleichfalls Insektizide, die Abgrenzung und Spezifizierung sind nach wie vor schwierig. Wichtige Vertreter dieser Stoffe stammen aus der Gruppe der Halogen-KW, der Nitrophenole, der Alkylphosphate und Carbamate.

Monokulturen sind besonders gegen Spinn- und Gallmilben anfällig. Die Bekämpfung auf großen Flächen erfolgt günstig durch Besprühen und Bestäuben, während der Gärtner und Kleinlandwirt systemische Mittel ausgießt und andere versprengt.

2.4.4 Fungizide

Pilze sind weitverbreitete Organismen von unterschiedlichem Bau. Sie beziehen ihre Nahrung als Schmarotzer von lebenden oder als Saprophyten von abgestorbenen Pflanzen und Pflanzenteilen. Hier interessieren sie nur als Parasiten, die das Saatgut befallen wie die Rost- und Brandpilze, die Mehltauarten und die „Fußkrankheiten", die alle große Schäden anrichten.

Zum Schutz werden deshalb die Körner direkt nach der Ernte, vor der Lagerung und der Aussaat, mit Fungiziden imprägniert. Die Wirkstoffe können als sogenannte

Trockenbeizen in rotierenden Kesseln – vergleichbar den Dragiertrommeln – auf die Körner aufgetragen werden. Das Pudergemisch umhüllt die Körner, ohne die Keimlinge zu schädigen.

Die benötigten Giftmengen sind relativ gering. Mit Giften behandeltes Saatgut darf deshalb unter erleichterten Bedingungen abgegeben werden, falls es bei der Lagerung keine giftigen Gase oder Dämpfe entwickelt (wie z. B. Quecksilbermethylchlorid) und ausreichend gekennzeichnet ist.

Außer quecksilberhaltigen Fungiziden werden als Saatbeizmittel schwefel- und kupferhaltige Präparate angeboten. Die ältesten Schutzstoffe sind reiner Schwefel und Kupfersulfat. Als weiteres Schwermetall wirkt Zinn in organischen Verbindungen. Einige Alkylphosphate und halogenierte KW sind ebenfalls geeignet.

2.4.5 Nematizide

Fadenwürmer schädigen die Landwirtschaft jährlich in Millionenhöhe. Sie gehören zu der Klasse der Rund- und Schlauchwürmer und leben frei und parasitär. Die Reihe der gefürchteten Pflanzenschädlinge heißt wegen ihrer Winzigkeit und ihrer gleitenden Bewegungen Älchen. Diese teilweise nur 1 mm großen Tierchen befallen Blätter, Stengel oder Wurzeln und greifen auch Gehölze an. Einige Arten bevorzugen bestimmte Pflanzen oder Pflanzenteile, andere sind weniger spezialisiert. Teils bilden sie widerstandsfähige Zysten aus toten mit Eiern angefüllten Weibchen, die jahrelang überdauern und jeder Bekämpfung widerstehen. Mitunter hilft nur ein geordneter Fruchtwechsel oder der Anbau von abwehrenden Pflanzen wie Tagetes. In einer radikalen Bekämpfung werden Wurzelälchen durch Bodendämpfung oder Bodenentseuchung mit Methylbromid, Chlorpikrin oder Schwefelkohlenstoff u. a. vernichtet, gegen Blatt- und Stengelälchen wird der Einsatz oft mit Alkylphosphaten oder Carbamaten durchgeführt.

2.4.6 Herbizide

Unter den Pestiziden gelten die Herbizide als relativ harmlos. Sie sollen fremde Pflanzen in land- und fortstwirtschaftlichen Kulturen beseitigen, denn „Un"-Kräuter verbrauchen Licht, Luft, Wasser und Nährstoffe und vermindern dadurch den Ertrag der Anpflanzungen.

Seit eh und je wird Pflanzenschutz betrieben, die Methoden beruhen auf uralten Erfahrungen: geeigneten Fruchtfolgen, Wahl der passenden Böden, Züchtung resistenter Rassen und einer regelmäßigen Bodenbearbeitung. Dieser letztgenannte Punkt bereitet heute Schwierigkeiten. Landwirtschaftliche Arbeitskräfte sind einerseits knapp und teuer, andererseits verlangt der Einsatz der landwirtschaftlichen Maschinen saubere Kulturbestände. Die Mechanisierung ermöglicht gleichzeitig eine immer großzügigere chemische Unkrautbekämpfung durch Spezialfahrzeuge und Spritzgeräte. Der schnelle sichtbare Erfolg der Herbizide verleitet weiterhin zu ihrem vermehrten Einsatz und zum Vergessen der altbewährten Verfahren des auf längere Zeiträume angelegten *integrierten Pflanzenschutzes.*

Auch der Gärtner bedient sich der kräftesparenden Chemikalien zum Zierpflanzenanbau und zur Rasenpflege. So nimmt die Zahl der angebotenen Wirkstoffe und der daraus hergestellten Formulierungen ständig zu.

Flüssigpräparate, Streumittel, Granulate und Präparate mit organischen Dispergiermitteln kommen auf den Markt. Außerdem gibt es feste Stoffe, die erst zu Spritzbrühen zu lösen sind.

Herbizide sind meist bei genügender Konzentration so wirksam, daß sie alles, was grün ist, ausrotten. Sie verhalten sich mit anderen Worten als Totalherbizide. Ihre Wirkung ist wie bei allen anderen Giften dosisabhängig. Selektivherbizide können keineswegs zwischen Unkräutern und Kulturpflanzen unterscheiden! Doch gibt es eine Reihe von Möglichkeiten, sie gezielt einzusetzen. Einige Wirkstofflösungen fließen z. B. an den schmalblättrigen Gräsern und Getreidepflanzen herab, während ihnen die breitblättrigen Unkrautblätter Angriffsflächen bieten. Unterschiedliche Blüte- und Reifungszeiten von Nutz- und Schadpflanzen ergeben ebenfalls eine erwünschte Selektion.

Pflanzen können Herbizide über die Wurzeln aufnehmen: *Bodenherbizide*, oder über die Blätter: *Blattherbizide.*

Bodenherbizide wirken wie einige Blattherbizide systemisch, sie verteilen sich im gesamten Pflanzenorganismus. Andere Blattherbizide ätzen durch bloßen Kontakt: Kontaktherbizide. Zur Vernichtung aller Pflanzen auf Straßen und Wegen eignen sich am besten Bodenherbizide, zur Unkrautbekämfung eher Blattherbizide. *Wuchsstoff-Mittel* regen zu überstarkem Wachstum an, die Pflanzen erschöpfen sich und sterben ab.

Unter den Herbiziden gibt es einige gefährliche Stoffe, zu denen die Bispyridinium-Verbindungen oder Quats (Paraquat und Diquat) zählen (s. Kap. 2.2.6). Auch die chlorierten Phenoxycarbonsäuren (s. Kap. 2.2.5) haben schon tödliche Vergiftungen' ausgelöst. Weniger toxisch sind die Chlorate.

Vergleich einiger Herbizide (nach L. H. Grimme)*

Herbizide	LD_{50} Ratte mg/kg	Aufwandmenge zur totalen Unkrautvernichtung kg/ha	Verweildauer im Boden Monate
Substituierte Phenole	30	2–4	1
Quats	160	6	1
Wuchsstoffmittel	400	3	1
Carbamate	400	30	6–12
substituierte Harnstoffe	2 000	30	12
TCA (Trichloressigsäure)	3 200	200	6–12

* PHUZBI, März 1973, 2. Jahrg., 2.

3. Erste Hilfe bei Vergiftungen und Behandlung von Toxikosen

Die Maßnahmen der Ersten Hilfe sind bei jeder Giftgruppe bereits besprochen. An dieser Stelle werden sie kurz zusammengefaßt:

- bei äußerlichen Vergiftungen sofort die kontaminierte Kleidung entfernen, die Haut oder das Auge mit Wasser spülen

- bei Verätzungen Verdünnungstherapie unter fließendem Wasser für mindestens 10–15 Minuten durchführen, bei innerlichen Verätzungen 2–3 l Wasser trinken lassen, falls vorhanden, ganz oder teilweise Wasser durch Milch ersetzen

- Lösemittel mit 200–300 ml flüssigem Paraffin verdünnen, anschließend 20–30 g Natriumsulfat als salinisches Abführmittel geben

- bei Inhalation von Giften die Atmung erleichtern und für frische Luft sorgen

- falls notwendig nach Bronchialtoilette eine Atemspende Mund zu Mund oder Mund zu Nase geben

- Schockgefährdete in Schocklagerung bringen: Kopf nach unten und Beine hoch! Bei Gefahr der Aspiration Seitenlage!

- bei oralen Giftaufnahmen Erbrechen durch Kitzeln des Rachens oder Trinkenlassen von 1–2 Gläsern einer 10 % Kochsalzlösung (1–2 Eßl. auf 1 Wasserglas) herbeiführen

kein Erbrechen:

- bei Ätzgiften,
- Lösemitteln,
- waschaktiven Substanzen

und bei Säuglingen oder Patienten ohne volles Bewußtsein (Gefahr der Aspiration)

- Adsorption des Giftes mit 1–2 Eßlöffeln Kohle als wässrige Aufschüttlung oder mit 30–40 Kohletabletten, anschließend 20–30 g Natriumsulfat geben.

Verboten sind in der Regel:

- Spirituosen (Ausnahme: Intoxikationen durch andere Alkohole)

- Milch
- Ricinusöl } bei allen lipophilen Giften

Gleichzeitig müssen:

- der Arzt verständigt,
- die Verpackung des Giftes sichergestellt,
- Exkremente und Erbrochenes verwahrt werden

Aktivkohle adsorbiert bei den im Intestinaltrakt herrschenden pH-Bereichen Bakterien, Bakterientoxine, Alkaloide, Phenole, schwache Säuren wie Barbiturate und Salicylate. Sie bindet ebenfalls Quecksilber- und andere Schwermetallverbindungen. Die ausgezeichnet entgiftende Wirkung der Kohle bewies um 1830 ein Apotheker, der die doppelte letale Dosis von Strychnin (60 mg) mit 15 g Carbo medicinalis einnahm und diesen Versuch überlebte (n. Eichholtz).*

Für die Anwendung ist wichtig:

- die ausreichende Dosierung von 30–40 g, damit die adsorptive Belastungsgrenze nicht überschritten wird

- die zusätzliche Gabe von Laxantien, um Desorptionen zu vermeiden (20–30 g Na_2SO_4 gelöst)

- der Verzicht auf orale Gabe anderer Arzneistoffe, die sich gegenseitig mit Kohle nur inaktivieren würden

Die Maßnahme des Notfallarztes und die **klinische Behandlungsmethoden** bei Vergiftungen ergänzen zunächst die Prinzipien der Ersten Hilfe.

1. Eliminierung des Giftes

- Verdünnungstherapie wie besprochen, gegebenenfalls ergänzt durch Magenspülungen

- Erbrechen durch subcutane Injektion von Apomorphinhydrochlorid auslösen. Falls sehr heftiges Erbrechen über längere Zeit erfolgt, Antidot gegen Apomorphin geben: Naloxon, Nalorphin oder Levallorphan

- Abführmittel (möglichst salinische, in keinem Fall Ricinusöl)

* Lehrbuch der Pharmakologie, 5. Aufl. 1947, Springer Verl., Stuttgart.

- forcierte Diurese durch Lasix®, Sorbitol- oder Mannitolinfusionen, Anlegen eines Blasenkatheters

- Austausch – Transfusion

- Hämodialyse (an der künstlichen Niere)

- Hämoperfusion (Blutwäsche über Kohlefilter)

- Peritonealdialyse (mehrfache Instillationen von isotonischer Dialyseflüssigkeiten in den Peritonealraum)

2. Unspezifische Behandlungen von Vergiftungen (symptomatische Therapie)

Diese Behandlungen werden notwendig, weil entweder die Natur des Giftes ungeklärt oder Antidote unbekannt sind. In allen Fällen sollen sie im wesentlichen die Vitalfunktionen aufrechterhalten und den im Vordergrund stehenden jeweiligen Symptomen begegnen.

- Sauerstoffzufuhr mit Druck am Beatmungsgerät oder ohne Druck im Sauerstoffzelt

- Behandlung des peripheren Kreislaufversagens in erster Linie durch Auffüllen des Blutvolumens, Behebung der Acidose mit Pufferlösungen, u. U. Heparinisieren, Gaben von Dopamin und Glucocorticoiden

- Aufhebung von Krampfzuständen durch Muskelrelaxantien, Diazepam oder Barbiturate

3. Antidottherapie

Antidote heben eine Giftwirkung auf oder schwächen sie zum mindesten ab. Sobald die Vergiftungsursache geklärt ist, beginnt der Behandelnde wenn möglich mit dieser spezifischen Therapie.

Antidote wurden zunächst in vitro entwickelt. Schwermetallvergiftungen z. B. versuchte man mit Reagenzien zu behandeln. Natriumthiosulfat, Thioacetamid und Natriumdiäthyldithiocarbamat (Dithiocarb) sind solche Stoffe. Ebenso beruht die Anwendung von Cysteamin, BAL und Penicillamin auf der S-Affinität der Schwermetalle. Auch die Chelatbildner werden analytisch benutzt. Die gebildeten Metallkomplexe sind gut wasserlöslich und daher harnfähig. Chemisch zu verstehen sind gleichfalls die Entgiftungsreaktionen der Bariumsalze mit Sulfaten, der Fluoride und der Oxalate mit Calciumionen. Freilich können gebildete Calciumoxalate die Nierenkanälchen verstopfen. Thionin reduziert das Eisen (III) des Methämoglobins teilweise zum Eisen (II). Das regenerierte Hämoglobin kann wieder Sauerstoff transportieren. Morphin und seine Derivate werden durch Antagonisten vom Rezeptor ebenso verdrängt wie ACh durch Atropin. AChE-Reaktivatoren entziehen dagegen durch größere Affinität den Giftstoff vom Enzym, das damit seine lebensnotwendige Wirksamkeit zurückgewinnt. Ähnlich übernehmen Cobaltverbindungen und Met·Hb Cyanide vom Warburgschen Atemferment. Beide Verbindungen sind selber nicht ungiftig, sie rechtfertigen fast den unguten Namen: „Gegengift" und zeigen damit zum Abschluß dieser Auswahl, daß Antidote eine überlegte Therapie erfordern.

Nach der Apothekenbetriebsordnung (ApoBO) Anlage 3 hat jede Apotheke einige wichtige Antidote zur Injektion in einwandfreier Beschaffenheit parat zu halten, sie sind der folgenden Tabelle zu entnehmen.

Aufstellung wichtiger Antidote

Name	Indikation	ApoBo Anl. 3	Bemerkungen
17–Allyl–4, 5–epoxymorphin –7–en–3, 6–diol (Nalorphin) oder Levallorphan	Antidote gegen Morphin, Morphinate, Apomorphin	Amp. 1 ml	Auch zur Diagnose einer Sucht geeignet. Besser ist Naloxon, das keine Atemdepression verursacht
Apomorphinhydrochlorid	Emetikum von sehr rascher Wirkung, nicht bei Kindern anwenden	Amp. 0,01	Kann lebensbedrohendes Erbrechen auslösen, dagegen als Antidot Morphinantagonisten
Atropinsulfat	Antidot gegen Vergiftungen durch AChE-Blocker	Amp. 0,002	Letaldosis muß gegebenenfalls mehrfach überschritten werden
Bis [4–(Hydroximinomethyl) pyridinium–1–methyl] äther-dichlorid, Toxogonin®	ACh-E-Reaktivator	Amp. 1 ml	nur in den ersten 24–48 Std. anwenden, nur gegen Alkylphosphatvergiftungen und nur **nach** Anwendung von Atropinsulfat
Blutvolumenersatz	bei peripherem Kreislaufversagen, praktisch bei jeder massiven Vergiftung, bei Blutverlusten	500 ml	Dextranpräparate, abgebaute und vernetzte Gelatinepräparate, Hydroxyäthylstärkelösung, nicht mehr PVP-Präparate
Calcium-Dinatriumsalz d. Äthylendiamintetraessigsäure (Na_2Ca-EDTA) Calcium-Vitis® Calciumedta-Heyl®	Antidot gegen Schwermetallvergiftungen wie Pb, Cr, Mn, V	Amp. 2 ml oder 5 ml	Vorsicht! Bei wiederholter Anwendung können Biometalle entzogen werden.

Name	Indikation	ApoBo Anl. 3	Bemerkungen
Diaminophenazthionium-chlorid (Thionin) Katalysin®	Met·Hb-Vergiftungen	Amp. 10 mg	Redoxkatalysator stellt auf etwa 8 % Met·Hb und 92 % Hb ein. Auch Gabe von Vitamin C, 1 g i. v.
2,3-Dimercaptopropanol (Dimercaprol) Sulfactin®	Antidot gegen As, Sb, Bi-Vergiftungen	Amp. 2 ml	nicht bei organischen Hg-Vergiftungen, nicht bei Cd, Fe, Pb Intoxikationen
2–Methyl–3–phytyl–1,4–naphthochinon (Phytomenadion) Konakion®	Antidot gegen blutgerinnungshemmende Cumarinderivate	Amp. 10 mg	Vit. K_1 ist lichtempfindlich und nicht wasserlöslich. Die Amp. enthalten Lösungsvermittler und Stabilisatoren. Sichtkontrolle ist wichtig.
Noradrenalinhydrochlorid (Levarterenol) Arterenol®	bei Hypotonie	Amp.	nicht mehr bei peripheren Kreislaufversagen
Bemegrid	zentral wirkendes Analeptikum	Amp.	Analeptika werden nicht mehr bei peripherem Kreislaufversagen eingesetzt, sie sind selber in größeren Dosen Krampfgifte, auch Schlafmittelvergiftungen werden ohne Analeptikagaben behandelt
Calciumglukonat Calcium-Sandoz®	Antidot gegen Fluor-, Oxalsäure-, Kaliumvergiftungen	nicht ApoBo	
N, N–Dimethyl–p–aminophenol (Dr. Köhler-Chemie) DMPA	Met·Hb-Bildner bei Cyanidvergiftungen	nicht ApoBo	besser verträglich als Nitrite
Colestyramin Quantalan® Lappe	Antidot gegen Digitalis- und Marcurmarvergiftungen	nicht ApoBo	wasserlöslicher Ionenaustauscher

Name	Indikation	ApoBo Anl. 3	Bemerkungen
Dimethylpolysiloxan Sab-Simplex® Lefax®	Schaumzerstörer	nicht ApoBo	bei Vergiftungen durch waschaktive Stoffe
Desferoxamin Desferal® Ciba	Komplexbildner gegen akute Eisenvergiftungen	nicht ApoBo	
Eisen (III) hexacyanoferrat (II) Kapseln von Heyl Antidotum Thallii-Heyl®	Thallium-Antidot	nicht ApoBo	bekannt als Berliner Blau, einwertiges Tl kann nicht durch Komplexbildner entzogen werden!
Isogutt®-Augentropfen oder -salbe Dr. Winzer	bei Säure- oder Laugenspritzer ins Auge	nicht ApoBo	enthält Phosphatpuffer
Natriumthiosulfat S-hydril®	Cyanid-Antidot Halogen-Antidot Lost-Antidot	nicht ApoBo	alleinige Gabe bei Cyanidvergiftungen reicht nicht, zusätzlich: Met·Hb-Bildner
Penicillamin ß,ß-Dimethylcystein Metalcaptase®	Antidot gegen Cu, Pb, Zn, Hg, Co-Vergiftungen	nicht ApoBo	ist ein Vit. B_6 Antagonist
Physostigminsalicylat Dr. Köhler-Chemie	Antidot gegen Atropin und andere Anticholinergica, Solanacaeenpflanzen und Pilzvergiftungen	nicht ApoBo	

Name	Indikation	ApoBo Anl. 3	Bemerkungen
Neostigmin Prostigmin®	begrenztes Antidot gegen Anticholinergica	nicht ApoBo	
Suxamethonium Succinyl® Asta	gegen Glottiskrampf, Krämpfe durch AChE-Blocker, Strychnin, Methaqualon	nicht ApoBo	

Bereit stehen sollen weiterhin: Kohle, Natriumsulfat, flüssiges Paraffin

Für ungeklärte Vergiftungsfälle und Komplikationen gibt es die Möglichkeit, in Giftinformationszentralen nachzufragen oder den Vergifteten in speziellen Behandlungszentren einzuliefern. Sie sind über das Gebiet der Bundesrepublik verteilt.

Verzeichnis von Informations- und Behandlungszentren für Vergiftungen in der Bundesrepublik Deutschland (Stand Juni 1982)

Zentren mit durchgehendem 24-Stunden-Dienst:

Kinderkliniken:

Beratungsstelle für Vergiftungserscheinungen an der Universitäts-Kinderklinik, KAVH Heubnerweg 6 **1000 Berlin 19**		(030) 302 30 22
Universitäts-Kinderklinik und Poliklinik Bonn Informationszentrale gegen Vergiftungen Adenauerallee 119 **5300 Bonn**	 Durchwahl: Klinikzentrale: Fernschreiber:	(02 28) 21 35 06 21 70 51–56 8 869 546 KLBO D
Universitäts-Kinderklinik Freiburg Informationszentrale für Vergiftungen Mathildenstr. 1 **7800 Freiburg**	 Durchwahl: Pforte: Klinikzentrale:	(07 61) 2 70 43 61 2 70 43 01 2 70 1
Beratungsstelle für Vergiftungsfälle im Kindesalter Universitäts-Kinderklinik **6650 Homburg/Saar**	 Durchwahl: Klinikzentrale:	(0 68 41) 16 22 57 / 16 28 46 161

Medizinische Kliniken:

Reanimationszentrum der Freien Universität Berlin im Klinikum Charlottenburg Spandauer Damm 130 **1000 Berlin 19**	 Durchwahl: Klinikzentrale:	(030) 303 54 66 / 22 15 / 436 3 03 51

Medizinische Klinik des Städtischen Krankenhauses		(05 31)
Salzdahlumer Str. 90	Durchwahl:	6 22 90
3300 Braunschweig	Klinikzentrale:	68 80 / 68 60
Kliniken der Freien Hansestadt Bremen		(04 21)
Zentralkrankenhaus St.-Jürgen-Straße	Durchwahl:	4 97 52 68
Klinikum für Innere Medizin – Intensivstation	Diensthabender	
St.-Jürgen-Straße	Arzt:	4 97 36 88
2800 Bremen 1		
Giftinformationszentrale Hamburg		(040)
I. Medizinische Abteilung	Durchwahl:	6 38 53 46 /
des Krankenhauses Barmbek		345
Rübenkamp 148		
2000 Hamburg 60		
Zentralstelle zur Beratung bei Vergiftungsfällen		(04 31)
an der I. Medizinischen Universitätsklinik Kiel	Durchwahl:	5 97 42 68
Schittenhelmstr. 12	Klinikzentrale:	59 71
2300 Kiel	Pförtner:	5 97 24 44/45
Fernschreiber der Landesregierung:		299 871 lreg d
(Innenministerium) Tag und Nacht	Kennwort:	Vergiftungs- zentrale
Städtisches Krankenhaus, Kemperhof, Koblenz		(02 61)
I. Medizinische Klinik	Durchwahl:	49 96 48
Koblenzer Str. 115		
5400 Koblenz		
Fernschreiber der Stadtbibliothek: Mo–Fr 7.30–18.00 Uhr, Mi bis 16.00 Uhr, Sa 7.30–12.30 Uhr		862 699
Städtische Krankenanstalten Ludwigshafen		(06 21)
Entgiftungszentrale, I. Medizinische Klinik	Durchwahl:	50 34 31
Bremserstr. 79	Klinikzentrale:	50 31
6700 Ludwigshafen		
Fernschreiber der Städtischen Berufsfeuerwehr:		0 464 861
Zentrum für Entgiftung und Giftinformation		(0 61 31)
II. Medizinische Klinik u. Poliklinik der Universität	Durchwahl:	2 74 06
Langenbeckstr. 1	Klinikzentrale:	191
6500 Mainz		

Giftnotruf München Toxikologische Abteilung der II. Medizinischen Klinik Rechts der Isar der Technischen Universität München Ismaninger Str. 22 **8000 München 80**	 Durchwahl: Fernschreiber:	(089) 41 40 22 11 05-24 404 klire d
Medizinische Klinik und Poliklinik Westring 3 **4400 Münster**	 Durchwahl: Klinikzentrale:	(02 51) 83 62 45 / 83 61 88 / 83 62 59 831
Spezielle toxikologische Fragen: Institut für Pharmakologie und Toxikologie der Westfälischen Wilhelms-Universität	 Durchwahl:	 (02 51) 83 55 10
II. Medizinische Klinik des Städtischen Klinikums Toxikologische Intensivstation Flurstr. 17 **8500 Nürnberg**	 Durchwahl: Fernschreiber:	(09 11) 3 98 24 51 06-22 903 stnbg d

Zentren mit noch nicht durchgehendem 24-Stunden-Dienst:

Kinderkliniken:

Universitäts-Kinderklinik und Poliklinik Humboldtallee 38 **3400 Göttingen**	 Durchwahl: (Vermittlung an den diensthabenden Arzt) Klinikzentrale: Fernschreiber:	(05 51) 39 62 39 / 41 39 61 10 / 11 967 03 UniGö
Marienhospital, Kinderabteilung Hauptkanal rechts 75 **2990 Papenburg**	 Klinikzentrale: (Vermittlung an den diensthabenden Arzt)	(0 49 61) 831

4. Wichtige Bestimmungen des Giftrechtes

4.1 Bundesrechtliche Vorschriften

Die Vorschriften über den Handel mit Giften und giftigen Pflanzenschutzmitteln sind in die allgemeine Gesetzgebung unseres Staates eingebettet. Die Bundesländer fassen sie in Verordnungen, die sie auf Grund von **Polizeigesetzen** erlassen. Wie in Kapitel 2 beschrieben, folgen einige Giftverordnungen der EG-Richtlinie, andere sind modernisierte Fassungen der früheren Verordnungen. Für den PTA unterscheiden sich die sachlichen Forderungen unerheblich voneinander.

Professionell mit Giften handelnde und arbeitende Menschen tragen ihren Mitbürgern gegenüber Verantwortung. **Fahrlässigkeit** wird nach dem *Strafgesetzbuch* grundsätzlich – auch bezogen auf andere Tätigkeiten – geahndet. Fahrlässigkeit mit Todesfolge kann mit bis zu fünf Jahren Freiheitsstrafe oder Geldstrafe nach § 222 und fahrlässige Körperverletzung bis zu drei Jahren nach § 230 bestraft werden. Auch für die vorsätzliche Vergiftung einer Einzelperson oder gemeingefährliche Vergiftungen bestehen Deliktbeschreibungen.

Das *Bürgerliche Gesetzbuch* regelt den zivilrechtlichen Schadenersatz, der aus vorsätzlicher oder fahrlässiger Gefährdung oder Verletzung anderer entstehen kann.

Das Giftrecht blieb wie bereits gesagt bisher den Bundesländern überlassen. Bis zum Sommer 1980 befaßten sich daher nur wenige bundesrechtliche Vorschriften mit Giften. Die wichtigsten sind:

- Das *Gesetz über den Verkehr mit DDT* von 1974. Es verbietet DDT und seine Isomeren herzustellen, einzuführen, auszuführen, in den Verkehr zu bringen, zu erwerben und anzuwenden.

- Die *Bienenschutzverordnung* (1972). Sie untersagt die Anwendung von bienengefährlichen Pflanzenschutzmitteln an blühenden Pflanzen. Ausnahmen können zu Forschungs- und Untersuchungszwecken und zur Verhütung schwerer Schäden genehmigt werden. Der Einsatz im Wald muß spätestens 48 Stunden vorher der zuständigen Behörde gemeldet werden. In der gleichen Zeit sollen auch die Imker im Umkreis von 2 km vor der Anwendung verständigt werden.

- das *Bundesjagdgesetz* (1961). Es verbietet jagdbare Tiere zu vergiften.

- das *Wasserhaushaltsgesetz* (1974), das das Einleiten von Fremdstoffen in Grundgewässer und Vorfluter eingrenzt.

– die *Schädlingsbekämpfung* mit hochgiftigen Stoffen wird geregelt für:

x Blausäure

x arsenhaltige Verbindungen und Zubereitungen als Spritzbrühen und trockene Stäubemittel

x Phosphorwasserstoff und phosphorwasserstoffentwickelnde Zubereitungen

Jede Durchgasung mit Blausäure ist meldepflichtig, mit Phosphorwasserstoff erlaubnispflichtig. Die Ausführenden benötigen eine behördliche Erlaubnis, die sie nur erhalten, wenn sie gut beleumdet, geistig und körperlich geeignet und mit der Anwendung der Giftstoffe vertraut sind.

Der große Rahmen des Giftrechtes wurde erstmalig im **Sommer 1980 bundeseinheitlich** abgesteckt. Für Industrie und Gewerbe sind die Verordnungen über gefährliche Arbeitsstoffe (**Arbeitsstoffverordnung** – ArbStoffV) vom 29. Juli 1980 und das Gesetz zum Schutz vor gefährlichen Stoffen (**Chemikaliengesetz** – ChemG) vom 16. September 1980 eingreifend. Beide Rechtswerke dienen dem Ziel, den Menschen und die Umwelt vor schädlichen Einwirkungen gefährlicher Stoffe zu schützen. Sie definieren gefährliche Stoffe und Zubereitungen übereinstimmend und teilen sie ein in:

	Kennbuchstabe
a) sehr giftig,	} T
b) giftig,	}
c) mindergiftig (gesundheitsschädlich),	Xn
d) ätzend,	C
e) reizend,	Xi
f) explosionsgefährlich,	E
g) brandfördernd,	O
h) hochentzündlich,	
i) leicht entzündlich,	L
k) krebserzeugend,	
l) fruchtschädigend,	
m) erbgutverändernd oder	
n) auf sonstige Weise für den Menschen gefährlich (ArbStoffV) – sonstige chronische schädigende Eigenschaften besitzen (ChemG)	

Die Definitionen werden auf verschiedene Applikationsformen und unterschiedliche Letale Dosen 50 auf mg/kg Ratten bezogen.

a) *Sehr giftig* sind alle Stoffe, die oral eine LD 50 bis 25 mg Körpergewicht oder
cutan eine LD 50 bis 50 mg/kg Körpergewicht oder
pulmonal eine LD 50 bis 0,1 mg/l Luft pro 4 Std. zeigen.

b) *Giftig* sind alle Stoffe, die oral eine LD 50 von 25 mg bis 200 mg/kg Körpergewicht oder cutan eine LD 50 von 50 bis 400 mg/kg Körpergewicht oder pulmonal eine LD 50 von 0,1 mg bis 0,5 mg/l Luft pro 4 Std. besitzen.

c) *Mindergiftig* sind Substanzen, deren LD 50 oral zwischen 200 mg bis 2000 mg/kg oder cutan zwischen 400 mg bis 2000 mg/kg oder deren LD 50 pulmonal zwischen 0,5 mg bis 5 mg/l Luft pro 4 Std. liegen.

d) *Ätzende* Stoffe zerstören nach Berührung für 30 Minuten in einer Menge von 0,5 ml oder 0,5 g innerhalb von 7 Tagen die Haut von Kaninchen.

e) *Reizende* Stoffe rufen innerhalb von 3 Tagen bei 30minütiger Berührung in Dosierungen von 0,5 ml oder 0,5 g Entzündungen an der Kaninchenhaut hervor.

Für einige Stoffklassen gelten bereits andere gesetzliche, strenge Bestimmungen. Sie sind deshalb generell von den neuen Rechtsvorschriften ausgenommen:

– *Lebensmittel, Tabakerzeugnisse* und *kosmetische Mittel* im Sinne des Lebensmittel- und Bedarfsgegenständegesetzes (1974, 1976)

– *Arzneimittel* nach dem Arzneimittelgesetz (1976)

– *Pflanzenbehandlungsmittel* nach dem Pflanzenschutzgesetz (1975, 1976, 1978, 1979)

– *Futtermittel* und Zusatzstoffe im Sinne des Futtermittelgesetzes (1975)

– *explosionsgefährliche Stoffe* im Sinne des Sprengstoffgesetzes (1976, 1979)

– *Abfall* (Abfallbeseitigungsgesetz 1979, 1980), radioaktiver Abfall (Atomgesetz 1976, 1980), Abwasser (Abwasserabgabegesetz 1976), Altöle (Altölgesetz 1979)

Zu den auffallenden Neuerungen des Chemikaliengesetzes gehört die Verpflichtung eines Herstellers, neue chemische Produkte vor der Vermarktung bei der Bundesanstalt für Arbeitsschutz und Unfallforschung in Dortmund anzumelden. Die Anmeldung bei der zuständigen Behörde eines EG-Staates gilt für alle anderen Mitgliedsstaaten der Europäischen Gemeinschaft. Vorzulegen sind die chemischen, physikalischen und chemisch-physikalischen Daten, sowie die Untersuchungsergebnisse von Prüfungen auf akute und subakute Toxizität, krebserregende, erbgutverändernde, reizende, ätzende, sensibilisierende und umweltschädigende Eigenschaften. Auf Grund der gewonnenen Ergebnisse – für bereits bekannte Stoffe darf auf gesicherte wissenschaftliche Erkenntnisse der Fachliteratur verwiesen werden – sind gefährliche Stoffe und Zubereitungen entsprechend dem Gefährlichkeitsgrad einzustufen und mit den vorgeschriebenen Kennbuchstaben, Gefahrensymbolen und Gefahrenzeichnungen zu kennzeichnen.

Im § 17 des Chemikaliengesetzes wird die Bundesregierung u. a. ermächtigt, durch Rechtsverordnung vorzuschreiben, daß derjenige, der giftige Stoffe oder Zubereitungen „herstellt, in den Verkehr bringt oder verwendet, bestimmten Anforderungen an seine Zuverlässigkeit und Gesundheit genügen muß, sowie seine Sachkunde in einem näher festzulegenden Verfahren nachzuweisen hat". Weiterhin wird in diesem Paragraphen die Bundesregierung ermächtigt, eine Erlaubnis zu verlangen für die Herstellung, das in Verkehr bringen und die Verwendung von Stoffen mit Gefährlichkeitsgrad a, b und c und die Voraussetzungen für die „bestimmte Art und Weise der Aufbewahrung" und die Abgabe an „bestimmte Personen" vorzuschreiben.

Als Rechtsverordnung der Bundesregierung ist außerdem im § 4 (5) der Erlaß eines Verzeichnisses (Inventars) der bekannten, „alten" Stoffe, die sich vor dem Inkrafttreten des Gesetzes auf dem Markt befanden, vorgesehen.

Mit diesen Ermächtigungen ist die Bundesregierung verpflichtet, eine **Giftverordnung auf Bundesebene** zu erlassen, die die Länderverordnungen ablösen wird. Bis zu diesem Zeitpunkt bleiben die Länderverordnungen in Kraft.

Die *Arbeitsstoffverordnung* regelt insbesondere das Inverkehrbringen und den Umgang mit gefährlichen Arbeitsstoffen. Weiter gibt sie allgemeine Vorschriften für die gesundheitliche Überwachung der damit befaßten Arbeitnehmer. Im Anhang sind die kennzeichnungspflichtigen, gefährlichen Stoffe aufgelistet in der Tabelle C (geordnet nach EG-Nummern = Stoffliste) und in der Tabelle D (alphabetisch geordnet = alphabetische Stoffliste). Die Tabelle D enthält ebenfalls die Trivialnamen.

4.2 Grundsätzliche Bestimmungen der Giftverordnungen der Länder

Begriffsbestimmungen

– *Gifte* im Sinne der Verordnungen sind die in Anlage I genannten Stoffe und Zubereitungen und die Zubereitungen der mit einem (+) gekennzeichneten Stoffe und Zubereitungen (Beisp. in Anlage I: Antimontrichlorid)

– *Lösemittel* sind die in Anlage I Spalte 7 mit einer Stoffklasse bezeichneten Stoffe und Zubereitungen, soweit sie für diesen Verwendungszweck vorgesehen sind. (Beisp. in Anlage I: Anilin, Stoffklasse Ia, s. S. 136/137)

– *Giftfertigwaren* sind Gifte, die in gleichbleibender Zusammensetzung in abgabefertigen Packungen in den Verkehr gebracht werden.

– *Handel* bedeutet das gewerbsmäßige Inverkehrbringen, Anbieten, Vorrätighalten zum Verkauf, das Feilhalten und jedes Abgeben an andere. Die Abgabe in Genossenschaften und anderen Personenvereinigungen an deren Mitglieder ist dem Handel gleichgestellt.

In der *Bayerischen Giftverordnung* vom 28. Juli 1980 sind zusätzlich bei den Begriffsbestimmungen als *hochgiftige Stoffe* aufgeführt:

– Chlorpikrin und dessen Zubereitungen

– Cyanwasserstoff und Verbindungen, einschließlich Akrylnitril

– Ethylenoxid und dessen Zubereitungen

– Methylbromid und dessen Zubereitungen

– Phosphorwasserstoff, phosphorwasserstoffentwickelnde Verbindungen und deren Zubereitungen, ausgenommen Fraßgifte

Die in *Spalte 12 der Anlage I* vorgesehenen Ausnahmen gelten nur für Gifte als Giftfertigwaren bei denen die Kennzeichnungsvorschriften eingehalten und die Sicherheitsratschläge aufgeführt sind.
(Beispiel Anlage I: Anilin $\leqq$ 0,2 %)

Aufbewahrung:

– in festen dichtschließenden Behältnissen
– übersichtlich geordnet
– nicht neben, unter, über Arznei-, Lebens-, Futtermitteln oder Kosmetika
– Betriebsfremden unzugänglich
– Gifte mit Kennbuchstaben „T" unter Verschluß
– dauerhaft und deutlich mit einem Namen der Anlage I und den vorgeschriebenen Gefahrensymbolen und -bezeichnungen beschriftet

Abgabe

nur durch:

– *Geschäftsinhaber* oder seine *Beauftragten*

x mindestens *18 Jahre alt*

x zuverlässig

x regelmäßig, mindestens einmal jährlich durch eine Person, die die Giftprüfung abgelegt hat, zu belehren (schriftliche Bestätigung!).

nur an:

– persönlich *bekannte Personen* (Giftempfänger – Gifterwerber)

– von mindestens *18 Jahren* (in Bayern von mindestens 16 Jahren)

– zu *erlaubten Zwecken*, zu

x wirtschaftlichen,

x künstlerischen,

x wissenschaftlichen Zwecken, zur

x Pflanzenbehandlung und zum

x Vorrats- und Holzschutz und zur

x Bekämpfung sonstiger Schädlinge.

Fehlen diese Kenntnisse, dann ist ein

– von der Ordnungsbehörde ausgestellter Gifterlaubnisschein zu verlangen, nur 14 Tage gültig (s. Anlage V).

Alle Gifte mit *Kennbuchstaben „T"* nur abgeben gegen:

– Ausstellung einer Giftempfangsbestätigung (s. Anlage VI)

– Eintragung ins Giftbuch (s. Anlage VII)

Der Gifterlaubnisschein bildet die Rückseite der Empfangsbestätigung und ist mit dem Giftbuch 3 Jahre lang aufzubewahren.

Für die Abgabe von Giftfertigwaren gibt es erleichterte Bedingungen. (§ 7 (6), S. 130).

Abgabebehältnisse

sollen beschaffen sein:

- dicht
- widerstandfähig gegen Druck, Stoß, Feuchtigkeit
- aus mit dem Gift nicht reagierenden Werkstoffen

dürfen nicht sein:

- Trink-, Eß-, Kochgeschirr oder
- andere Behältnisse, die eine Verwechslung mit Lebensmitteln herbeiführen könnten

Kennzeichnung der Abgabebehältnisse:

- deutlich lesbar und dauerhaft
- Bezeichnung nach Anlage I mit der Mengenangabe, der Konzentration und bei mehreren Giften mindestens deren Kurzbezeichnungen
- Gefahrensymbole und -bezeichnungen (s. Anlage I mit Anlage II)
- Hinweise auf besondere Gefahren (R-Sätze, s. Anlage I mit Anlagen III a und III b)
- Sicherheitsratschläge (S-Sätze, s. Anlage I mit Anlagen IV a und IV b)
- bei Giften, die im Haushalt Anwendung finden: „Darf nicht in die Hände von Kindern gelangen."
- bei abfüllbaren Giften: „Darf nicht in Eß-, Trink- oder sonstige für Lebensmittel vorgesehene Behältnisse abgefüllt werden."
- bei Sprays: maximale Sprühdauer/Raumgröße
- Name und Anschrift des Herstellers oder Vertreibers.

Für S-Sätze und R-Sätze sind mitunter mehrere Ziffern angegeben. Es bedeutet ein:

- waagerechter Strich: getrennte Angabe der besonderen Gefahren (R) oder der Sicherheitsratschläge (S) (s. Anlage III a und IV a)
- Schrägstrich: kombinierte Angabe der besonderen Gefahren (R) oder der Sicherheitsratschläge (S) (s. Anlagen III b und IV b)

Handelserlaubnis

nicht erforderlich:

- für Apotheken,
- staatliche Behörden,
- bei Abgabe auf Anweisung und unter Aufsicht einer zur Bekämpfung von Pflanzenschädlingen zuständigen staatlichen Behörde,
- für Hersteller an Wiederverkäufer oder gewerbliche Verbraucher

für alle anderen Unternehmen erforderlich und außerdem:

- in jeder Betriebsstelle
- eine beauftragte Person
  - x mit Sachkenntnis und
  - x Zuverlässigkeit

Sachkenntnisse

besitzen:

- approbierte Apotheker
- tätige Apothekerassistenten (Bd.-Württemberg)
- pharmazeutisch-technische Assistenten mit staatlicher Anerkennung (Bd.-Württemberg) und
- Personen, die staatliche Giftprüfung bestanden haben.

Eine Giftprüfung

verlangt:

- allgemeine Kenntnisse über wesentliche Eigenschaften der Gifte
- Kenntnisse über die mit dem Umgang von Giften verbundenen Gefahren
- Kenntnis der einschlägigen Vorschriften

Die Prüfung kann auf einzelne Gifte oder Giftgruppen beschränkt werden (§ 5 (3), S. 122).

Die einschlägigen Vorschriften sind nachzuschlagen:

- Wilson-Blanke, Apotheken- und Arzneimittelrecht (Giftrecht unter römisch X), Govi-Verlag GmbH, Frankfurt
- Apotheker-Jahrbuch, Deutscher Apotheker Verlag, Stuttgart
- Pharmazeutische Zeitung, Frankfurt
- Deutsche Apothekerzeitung, Stuttgart

Weiterführende Literatur:

Ariens, E. J., Mutschler, E., Simonis, A. M.: Allgemeine Toxikologie, 1978, Thieme Verl., Stuttgart

Braun, W.: Dönhardt, A.: Vergiftungsregister, 1970 Thieme Verl., Stuttgart

Christen, H. R.: Grundlagen der allgemeinen und anorganischen Chemie, 2. Aufl. 1969, Sauerländer und Salle, Frankfurt

Christen, H. R.: Grundlagen der organischen Chemie, 2. Aufl. 1972, Sauerländer, Diesterweg, Salle, Frankfurt

Forth, W., Henschler, D., Rummel, W.: Pharmakologie und Toxikologie, 3. Aufl. Bibliographisches Institut, Mannheim

Gessner, O.: Die Gift- und Arzneipflanzen von Mitteleuropa, 2. Aufl. 1953, Winter, Heidelberg

Ganong, W. F.: Lehrbuch der medizinischen Physiologie, 3. Aufl. 1974, Springer Verlag, Berlin

Henschler, D.: Gesundheitsschädliche Arbeitsstoffe, Toxikologische arbeitsmedizinische Begründung von MAK-Werten, Verlag Chemie, Weinheim 1972

Karlson, P.: Kurzes Lehrbuch der Biochemie, 10. Aufl. 1977, Thieme Verl., Stuttgart

Klimmer, O. R.: Pflanzenschutz- und Schädlingsbekämpfungsmittel. Abriß einer Toxikologie, 2. Aufl., Hundt-Verl., Hattingen

Ludewig, R., Lohs, K.: Akute Vergiftungen, 4. Aufl. 1974, G. Fischer Verl., Stuttgart

Moeschlin, S.: Klinik und Therapie der Vergiftungen, 6. Aufl. 1980, Thieme Verl., Stuttgart

Mutschler, E.: Arzneimittelwirkungen, 4. Aufl. 1981, Wissensch. Verlagsges., Stuttgart

Rapoport, S. M.: Medizinische Biochemie, 5. Aufl. 1969, VEB Verl. Volk und Gesundheit, Berlin

Schiedermair, R.: Gesetzeskunde für Apotheker, 9. Aufl. 1982, Govi-Verlag, Frankfurt

Thews, G., Mutschler, E., Vaupel, P.: Anatomie, Physiologie, Pathophysiologie des Menschen, 1980 wissensch. Verlagsges., Stuttgart

Wegler, R.: Chemie der Pflanzenschutz- und Schädlingsbekämpfungsmittel. Bd. I u. II 1970, Springer-Verlag, Berlin

Wilson, O. – Blanke, G.: Apotheken- und Arzneimittelrecht, Govi-Verlag, Frankfurt

Wirth, W., Hecht, G., Gloxhuber, C.: Toxikologie-Fibel, 3. Aufl. 1981, Thieme Verl., Stuttgart

Archiv der Toxikologie, Springer Verlag, Berlin, fortlaufende Jahrgänge

Polizeiverordnung des Ministeriums für Arbeit, Gesundheit und Sozialordnung über den Handel mit Giften (Giftverordnung für Baden-Württemberg)
Vom 25. Juli 1980

Auf Grund von § 1 Abs. 1, § 10 Abs. 1 und § 52 Abs. 1 des Polizeigesetzes (PolG) in der Fassung vom 16. Januar 1968 (GBl. S. 61), geändert durch das Gesetz zur Ablösung des Polizeistrafrechts vom 2. Juli 1974 (GBl. S. 210) wird im Einvernehmen mit dem Innenministerium verordnet:

1. ABSCHNITT
Allgemeine Vorschriften

§ 1
Begriffsbestimmungen

Im Sinne dieser Verordnung sind

1. Gifte:

   a) die in Anlage I genannten giftigen (Kennbuchstabe T), ätzenden (Kennbuchstabe C), gesundheitsschädlichen (Kennbuchstabe Xn) und reizenden (Kennbuchstabe Xi) Stoffe und Zubereitungen,

   b) die Zubereitungen der in Anlage I Spalte 8 mit einem Kreuz (+) gekennzeichneten Stoffe und Zubereitungen,

   c) ausgenommen Arzneimittel im Sinne des Arzneimittelgesetzes sowie Stoffe, Zubereitungen und Gegenstände, die dem Lebensmittel- und Bedarfsgegenständegesetz oder den sonstigen lebensmittelrechtlichen Vorschriften unterliegen, sowie explosionsgefährliche Stoffe im Sinne des Sprengstoffgesetzes;

2. Lösemittel:

   a) die in Anlage I Spalte 7 mit einer Stoffklasse bezeichneten Stoffe und Zubereitungen, soweit sie als Lösemittel Verwendung finden,

   b) die Zubereitungen der unter Buchstabe a genannten Stoffe und deren Zubereitungen.

   Lösemittel sind Gifte, auch wenn die in ihnen enthaltenen Stoffe oder Zubereitungen in Anlage I Spalte 8 nicht mit einem Kreuz (+) gekennzeichnet sind;

3. Giftfertigwaren:

   Gifte, die in gleichbleibender Zusammensetzung und in abgabefertigen Packungen in den Verkehr gebracht werden, die den Vorschriften des § 8 Abs. 1 und 2 und des § 9 entsprechen;

4. Handel:

   das gewerbsmäßige Inverkehrbringen, insbesondere das Anbieten, Vorrätighalten zum Verkauf und Feilhalten und jedes Abgeben an andere.

   Dem gewerbsmäßigen Inverkehrbringen steht die Abgabe in Genossenschaften und sonstigen Personenvereinigungen für deren Mitglieder gleich.

§ 2
Geltungsbereich

(1) Für den Handel mit Giften gelten die Vorschriften dieser Verordnung. Sie gelten nicht für Stoffe und Zubereitungen, die

1. zur Ausfuhr in Länder außerhalb der Europäischen Gemeinschaft bestimmt sind,

2. zur Durchfuhr unter zollamtlicher Überwachung bestimmt sind.

(2) Diese Verordnung gilt nicht für den Handel mit radioaktiven Stoffen und Zubereitungen, soweit hierfür atomrechtliche Vorschriften bestehen.

(3) Stoffe und Zubereitungen der Anlage I, für die in Spalte 12 dieser Anlage Ausnahmen und Bemerkungen aufgeführt sind, gelten unter folgenden Voraussetzungen nicht als Gifte:

1. wenn die in Anlage I Spalte 12 genannten Voraussetzungen erfüllt sind,

2. wenn die Gifte als Giftfertigwaren abgegeben werden,

3. wenn die Kennzeichnungsvorschriften des § 9 Abs. 1 Satz 1 Nr. 1, 5, 6 und Abs. 2 eingehalten sind und

4. wenn die Sicherheitsratschläge S 2 und S 13 der Anlage IV a aufgeführt und deutlich von den übrigen Angaben abgesetzt sind. Auf Zubereitungen in Form von Streifen, Bändern oder sonstigen Festkörpern müssen diese Sicherheitsratschläge je Meter, jedoch mindestens einmal, aufgedruckt sein.

(4) Die Vorschriften über gefährliche Arbeitsstoffe, über brennbare Flüssigkeiten und über den Pflanzenschutz bleiben unberührt.

§ 3
Aufbewahrung

(1) Gifte müssen in Behältern aufbewahrt werden, die

1. das Gift dicht umschließen und den zu erwartenden Beanspruchungen, insbesondere durch Stoß, Druck oder Feuchtigkeit, sicher widerstehen,

2. aus Werkstoffen hergestellt sind, die von dem Gift nicht angegriffen werden und die mit ihm nicht in gefährlicher Weise reagieren und sich mit dem Gift nicht zu einem anderen gefährlichen Stoff verbinden.

Gifte dürfen nur übersichtlich geordnet und nicht unmittelbar neben, unter oder über Arznei-, Lebens-, Futtermitteln oder kosmetischen Mitteln gelagert werden. Sie dürfen dem unmittelbaren Zugriff durch Betriebsfremde nicht zugänglich sein.

(2) Gifte mit dem Kennbuchstaben T sind stets so unter Verschluß aufzubewahren, daß nur Personen, die eine Giftprüfung nach § 5 Abs. 2 oder 3 abgelegt haben oder auf die die Übergangsregelung von § 19 Abs. 2 anzuwenden ist oder deren Beauftragten Zugang haben.

(3) Auf den Vorratsgefäßen sind die darin enthaltenen Gifte mit einer der in der Anlage I aufgeführten Bezeichnungen und den vorgeschriebenen Gefahrensymbolen und Gefahrenbezeichnungen nach den Anlagen I und II deutlich sichtbar und dauerhaft anzugeben.

§ 4
Umgang mit Giften

Wer Handel mit Giften oder Giftfertigwaren betreibt oder diese selbst herstellt, hat geeignete Vorkehrungen dafür zu treffen, daß beim Umgang mit Giften andere Waren nicht nachteilig beeinflußt werden.

§ 5
Giftprüfung

(1) Wer außerhalb einer Apotheke Handel mit Giften betreiben oder einen solchen Betrieb leiten will, ist verpflichtet, vor Aufnahme dieser Tätigkeit die Giftprüfung abzulegen. Dies gilt nicht für Apotheker, Apothekerassistenten und pharmazeutisch-technische Assistenten. Die Verpflichtung des Betriebsinhabers entfällt, solange der Betrieb von einer Person geleitet wird, die die Giftprüfung abgelegt hat.

(2) Die Giftprüfung wird vom Gesundheitsamt abgenommen. Sie dient dem Nachweis der für den Handel mit Giften erforderlichen Sachkunde. Sie erstreckt sich insbesondere auf die Kenntnisse der Vorschriften dieser Verordnung sowie auf allgemeine Kenntnisse über die dieser Verordnung unterliegenden Gifte und die mit ihrem Umgang verbundenen Gefahren.

(3) Beschränkt sich der Gifthandel in einem Betrieb auf

1. Gifte der Anlage I, die von dem Betrieb nur in fertigen, zur Abgabe an den Verbraucher bestimmten Packungen bezogen und in diesen abgegeben werden (Giftfertigwaren) oder

2. mit Giften behandeltes Saatgut im Sinne des § 11 Abs. 1,

so ist die Kleine Giftprüfung abzulegen. Sie erstreckt sich auf die Kenntnis der Vorschriften dieser Verordnung, sowie auf allgemeine Kenntnisse über solche Gifte und die mit ihrem Umgang verbundenen Gefahren.

(4) Der Betriebsinhaber ist verpflichtet, gleichzeitig mit der Anzeige der Betriebseröffnung (§ 14 der Gewerbeordnung) dem Bürgermeisteramt den Nachweis über die nach den Absätzen 2 oder 3 vorgeschriebene Giftprüfung oder das Vorliegen der Voraussetzungen des § 19 Abs. 3 zu erbringen und ihm diejenige Räume zu bezeichnen, in denen Gifte aufbewahrt werden sollen. Gleiches gilt, wenn der Handel mit Giften nachträglich in einem Betrieb aufgenommen wird.

(5) Wird nach der Aufnahme des Handels mit Giften ein Betriebsleister bestellt, so ist der Betriebsinhaber verpflichtet, den Nachweis nach Absatz 4 für den Betriebs-

leiter zu erbringen, bevor dieser seine Tätigkeit aufnimmt. Dies gilt entsprechend, wenn der Betriebsinhaber die Leitung des Betriebes selbst übernimmt, es sei denn, daß er bereits zu einem früheren Zeitpunkt den Nachweis nach Absatz 4 erbracht hat.

(6) Das Ministerium für Arbeit, Gesundheit und Sozialordnung kann andere in einer Ausbildungs- und Prüfungsordnung festgelegte Prüfung als Giftprüfung oder als Kleine Giftprüfung anerkennen, soweit sie mit den Prüfungen nach Absatz 2 beziehungsweise Absatz 3 gleichwertig sind.

§ 6
Abgabeberechtigte Personen

(1) Gifte dürfen nur von Personen, die eine Giftprüfung nach § 5 Abs. 2 oder 3 abgelegt haben oder auf die die Übergangsregelung nach § 19 Abs. 2 anzuwenden ist oder von deren Beauftragten abgegeben werden.

(2) Es dürfen nur zuverlässige und mindestens 18 Jahre alte Personen mit der Abgabe von Giften beauftragt werden. Die Beauftragten sind in regelmäßigen Abständen, mindestens jährlich, durch eine Person, die die Voraussetzungen des § 5 Abs. 1 bis 3 erfüllt, über die bei der Abgabe von Giften zu beachtenden Vorschriften zu belehren, soweit sie nicht selbst die Giftprüfung bestanden haben. Die Belehrung haben die Beauftragten schriftlich zu bestätigen.

§ 7
Abgabe

(1) Gift darf nur abgegeben werden, wenn der Erwerber bekannt ist und zu erwarten ist, daß er das Gift nur in erlaubter Weise, wie zu wissenschaftlichen, wirtschaftlichen oder künstlerischen Zwecken, als Pflanzenbehandlungs-, Vorratsschutz- oder Holzschutzmittel oder zur Bekämpfung von sonstigen Schädlingen verwenden will. Kann der Abgebende die Voraussetzungen des Satzes 1 nicht sicher beurteilen, so darf er das Gift nur gegen Gifterlaubnisschein abgeben.

(2) Die Gifterlaubnisscheine werden von der Ortspolizeibehörde nach Prüfung der Sachlage gemäß Anlage V ausgestellt. Sie werden in der Regel für eine bestimmte Menge und höchstens für einen Jahresbedarf ausgegeben. Der Erlaubnisschein verliert nach Ablauf des 14. Tages nach dem Ausstellungstag seine Gültigkeit, sofern auf ihm anderes nicht vermerkt ist.

(3) Gifte, die in der Anlage I mit dem Kennbuchstaben T gekennzeichnet sind, dürfen nur gegen Giftempfangsschein gemäß Anlage VI abgegeben werden.

(4) Über die Abgabe von Giften mit dem Kennbuchstaben T ist ein Giftbuch gemäß Anlage VII mit fortlaufender Seitenzahl zu führen. Jede Abgabe ist darin sofort einzutragen.

(5) Gifterlaubnisscheine, Giftempfangsscheine oder Giftbücher nach der letzten Eintragung sind vom Betriebsinhaber drei Jahre aufzubewahren.

(6) An Personen, die das 18. Lebensjahr noch nicht vollendet haben, dürfen Gifte nicht abgegeben werden. Abweichend hiervon dürfen an Personen, die das 16. Lebensjahr vollendet haben,

1. mit Gift behandeltes Saatgut im Sinne von § 11 Abs. 1

2. Giftfertigwaren im Sinne von § 12 Abs. 1

abgegeben werden.

(7) Die Absätze 1 bis 3 gelten nicht für die Abgabe an technische Gewerbebetriebe, an Wiederverkäufer sowie an öffentliche Forschungs-, Untersuchungs- und Lehranstalten. Dabei gilt auch Absatz 4 nicht, wenn der Verbleib der Gifte in anderer Weise buchungsmäßig nachgewiesen wird; in diesem Falle ist Absatz 5 entsprechend anzuwenden.

(8) Das Regierungspräsidium kann Abweichungen von der in den Anlagen VI und VII vorgeschriebenen Form des Giftempfangsscheines und des Giftbuches zulassen.

§ 8
Abgabebehältnisse

(1) Gift darf nicht in Eß-, Trink- oder Kochgefäßen oder in solchen Behältnissen abgegeben werden, deren Form oder Bezeichnung geeignet ist, die Gefahr einer Verwechslung des Inhalts mit Lebensmitteln herbeizuführen.

(2) Verpackungen, in denen Gift abgegeben wird, müssen einschließlich der Behältnisse und Verschlüsse

1. das Gift dicht umschließen und den zu erwartenden Beanspruchungen, insbesondere durch Stoß, Druck oder Feuchtigkeit, sicher widerstehen,

2. aus Werkstoffen hergestellt sein, die von dem Gift nicht angegriffen werden und die mit ihm nicht in gefährlicher Weise reagieren und sich mit dem Gift nicht zu einem anderen gefährlichen Stoff verbinden.

(3) Die Verpackungen dürfen die Gifte, abweichend von Absatz 2 Nr. 1 dann nicht dicht umschließen, wenn sich hierdurch die Gefahren erhöhen würden. Den Gefahren, die durch die nicht dichte Umschließung entstehen, muß durch geeignete Maßnahmen vorgebeugt sein.

§ 9
Kennzeichnung

(1) Auf den Behältnissen und, soweit sie verwendet werden, auf allen Umhüllungen der abgabefertigen Packungen müssen bei der Abgabe in deutscher Sprache an auffallender Stelle deutlich lesbar und dauerhaft angegeben sein:

1. die Bezeichnung des enthaltenen Giftes nach Anlage I sowie deren Menge in einer gebräuchlichen Gewichts- oder Volumeneinheit, bei Zubereitungen außer den Bezeichnungen auch die Konzentrationen aller verwendeten Gifte, bei Giften, die in Anlage I unter einer Sammelbezeichnung erfaßt sind, die chemischen Bezeichnungen oder die Kurzbezeichnungen der enthaltenen Gifte im einzelnen,

2. die Gefahrensymbole und die Gefahrenbezeichnungen nach den Anlagen I und II,

3. die Hinweise auf besondere Gefahren (R-Sätze, Anlage I in Verbindung mit Anlage III a oder Anlage III b),

4. die Sicherheitsratschläge (S-Sätze, Anlage I in Verbindung mit Anlage IV a oder Anlage IV b), bei Giften, die bestimmungsgemäß oder vorhersehbar im Haushalt Verwendung finden können, der Sicherheitsratschlag: »Darf nicht in Hände von Kindern gelangen!« (S 2), bei abfüllbaren Giften der Sicherheitsratschlag: »Darf nicht in Eß-, Trink- oder sonstigen für Lebensmittel vorgesehenen Behältnissen abgefüllt werden!«,

5. bei Giften in Sprühdosen zur Anwendung in Räumen: die maximale Sprühdauer, bezogen auf die Raumgröße, bei der bei bestimmungsgemäßem Gebrauch keine Gesundheitsgefahr entsteht,

6. Name und Anschrift dessen, der das Gift hergestellt oder eingeführt hat oder der es in Verkehr bringt und Bestellungen entgegennimmt.

Bei Zubereitungen richtet sich die Angabe der Hinweise auf besondere Gefahren (Satz 1 Nr. 3) nach Spalte 10 und der Sicherheitsratschläge (Satz 1 Nr. 4) nach Spalte 11 der Anlage I; falls in den Spalten 10 und 11 entsprechende Angaben fehlen, ist auf die Spalten 5 und 6 zurückzugreifen. Der Hersteller oder derjenige, der die Zubereitung in den Verkehr bringt, hat in eigener Verantwortung aus den dort aufgeführten R-Sätzen und S-Sätzen eine Auswahl zu treffen und diese den Erfordernissen entsprechend an Hand der Anlagen III a und III b sowie der Anlagen IV a und IV b zu ergänzen. Die Sätze 1 und 3 gelten nicht für solche durchsichtigen Umhüllungen, unter denen sich eine Verpackung mit Kennzeichnung befindet.

(2) Angaben auf Verpackungen und Behältnissen sowie auf Packungsbeilagen über die Unschädlichkeit für Mensch und Tier, abgesehen von Angaben über nützlingsschonende Eigenschaften, insbesondere über die Ungefährlichkeit für Bienen, sind unzulässig.

(3) Für die Abgabe an technische Gewerbebetriebe gilt Absatz 1 mit folgenden Maßgaben:

1. Die Angabe der Menge und bei Zubereitungen der Konzentrationen nach Absatz 1 Nr. 1,

2. die Sicherheitsratschläge: »Darf nicht in Hände von Kindern gelangen!« und »Darf nicht in Eß-, Trink- oder sonstigen für Lebensmittel vorgesehenen Behältnissen abgefüllt werden!« nach Absatz 1 Nr. 4 und

3. die Angaben nach Absatz 1 Nr. 5

können entfallen. Die Vorschriften über gefährliche Arbeitsstoffe bleiben unberührt.

(4) Die Kennzeichnung muß von sonstigen Angaben abgesetzt sein. Ihre Abmessung muß bei einem Rauminhalt der Verpackung

1. bis zu 0,25 Liter einem Format in angemessener Größe,

2. von mehr als 0,25 Liter bis 3 Liter mindestens dem Format 52 x 74 mm,

3. von mehr als 3 bis 50 Liter mindestens dem Format 74 x 105 mm,

4. von mehr als 50 bis 500 Liter mindestens dem Format 105 x 148 mm und

5. von mehr als 500 Liter mindestens dem Format 148 x 210 mm

entsprechen. Die Kennzeichnung muß sich hinsichtlich Farbe und Aufmachung deutlich vom Untergrund unterscheiden. Das Gefahrensymbol muß mindestens 1 cm^2 groß sein und mindestens ein Zehntel der von der Kennzeichnung eingenommenen Fläche ausmachen; es muß sich mit seinem Untergrund hinsichtlich Farbe und Aufmachung deutlich vom Untergrund der Verpackung unterscheiden.

(5) Die Kennzeichnung muß mit der ganzen Fläche auf der Packung haften. Sie darf auf einem mit der Verpackung einschließlich Behältnis verbundenen Schild angebracht sein, wenn die geringen Abmessungen oder sonstige Beschaffenheit eine Kennzeichnung nach den Absätzen 1, 3 und 4 nicht zulassen oder wenn durch die Art der Verpackung das Anbringen einer auf seiner ganzen Fläche haftenden Kennzeichnung nicht möglich ist.

2. ABSCHNITT

Sondervorschriften

§ 10
Lösemittel

(1) Lösemittel sind in die nachstehenden Stoffklassen (Anlage I Spalte 7) mit den Kennwerten I_1 und I_2 und mit der Konzentrationsgrenze (E %) eingeteilt.

Stoffklasse	Kennwert I_1	Kennwert für die Befreiung I_2	Konzentrationsgrenze für die Befreiung E %
giftig:			
I a	500	500	0,2
I b	100	100	1
I c	25	25	4
gesundheitsschädlich:			
II a	5	20	5
II b	2	8	12,5
II c	1	4	25
II d	0,5	2	50

(2) Ein Lösemittel ist mit dem Gefahrensymbol T zu kennzeichnen, wenn es ein oder mehrere der unter die Stoffklassen nach Absatz 1 fallenden Stoffe oder Zubereitungen enthält und wenn die Summe der Produkte aus der Multiplikation der Gewichtsprozente der einzelnen Gifte in der Zubereitung mit dem jeweiligen Kennwert I_1 der Tabelle in Absatz 1 größer ist als 500, wenn also

$$\Sigma (P \times I_1) > 500$$

ist. Dabei ist P = Gewichtsprozent jedes Stoffes der Zubereitung.

(3) Ein Lösemittel ist mit dem Gefahrensymbol Xn zu kennzeichnen, wenn es ein oder mehrere der unter die Stoffklassen nach Absatz 1 fallenden Gifte enthält,

1. wenn die in Absatz 2 genannte Summe der Produkte höchstens 500 beträgt, wenn also

$$\Sigma (P \times I_1) \leqq 500$$

ist und

2. wenn die Summe der Produkte aus der Multiplikation der Gewichtsprozente der einzelnen Gifte in der Zubereitung mit dem jeweiligen Kennwert I_2 der Tabelle in Absatz 1 größer als 100 ist, wenn also

$$\Sigma (P \times I_2) > 100$$

ist.

Dabei ist P = Gewichtsprozent jedes Stoffes der Zubereitung.

(4) Nicht unter diese Verordnung fallen Zubereitungen, die ein oder mehrere der unter die Stoffklassen nach Absatz 1 fallenden Stoffe oder Zubereitungen enthalten, wenn die Summe der Produkte aus der Multiplikation der Gewichtsprozente der einzelnen Gifte in der Zubereitung mit dem jeweiligen Kennwert I_2 der Tabelle in Absatz 1 kleiner als 100 ist, wenn also

$$\Sigma (P \times I_2) \leqq 100$$

ist. Dabei ist P = Gewichtsprozent jedes Stoffes der Zubereitung.

(5) Für die Einstufung nach den Absätzen 2 bis 4 werden Gifte der Stoffklassen nach Absatz 1, auch in der Form von Verunreinigungen und Beimengungen, in Konzentrationen von weniger als 0,2 Gewichtsprozent bei Stoffklasse I und von weniger als 1 Gewichtsprozent bei Stoffklasse II nicht berücksichtigt, unabhängig davon, ob sie als Verunreinigungen oder als Beimengung vorhanden sind.

(6) § 9 Abs. 1 Satz 1 Nr. 1 ist auf Lösemittel nicht anzuwenden, soweit ihre Konzentrationen folgende Werte nicht übersteigt:

1. bei Stoffen der Stoffklasse II a	3 Gewichtsprozent,
2. bei Stoffen der Stoffklasse II b	6 Gewichtsprozent,
3. bei Stoffen der Stoffklasse II c	10 Gewichtsprozent,
4. bei Toluol und Xylol	5 Gewichtsprozent,
5. bei Stoffen der Stoffklasse II d	20 Gewichtsprozent.

(7) Für Lösemittel mit dem Kennbuchstaben Xn gelten aus dem 1. Abschnitt nur die §§ 1, 2 und § 3 Abs. 1 Satz 2 sowie die §§ 8 und 9 mit Ausnahme der Konzentrationsangabe (§ 9 Abs. 1 Satz 1 Nr. 1). Ferner sind die Angaben im Sinne des § 9 Abs. 1 Satz 1 Nr. 3 nicht erforderlich, wenn die Verpackung nicht mehr als 125 ml enthält.

(8) Abweichend zu § 9 Abs. 1 Satz 1 Nr. 4 werden bei Lösemitteln, die Zubereitungen sind, die Sicherheitsratschläge vom Hersteller oder von jedem anderen, der die Zubereitung in den Verkehr bringt, unter den in Anlage IV a oder Anlage IV b enthaltenen Angaben ausgewählt.

§ 11
Mit Giften behandeltes Saatgut

(1) Auf mit Giften behandeltes Saatgut finden nur die §§ 1, 2, 12 und 15 bis 20 Anwendung, vorausgesetzt, das Saatgut ist

1. nicht mit Gift behandelt, das bei der Lagerung giftige Gase oder Dämpfe entwickelt (zum Beispiel Quecksilbermethylchlorid),

2. nach den saatgutrechtlichen Vorschriften verpackt und gekennzeichnet und wird nach diesen Vorschriften vertrieben,

3. auf einer mindestens 3 x 5 cm großen Fläche durch folgenden Aufdruck gekennzeichnet:

   »Giftige Zubereitung; nur als Saatgut verwenden, nicht verfüttern! Für Unbefugte nicht erreichbar und nicht zusammen mit Lebensmitteln oder Futtermitteln lagern!«

   Der Aufdruck ist unverwischbar auf der Verpackung, einem maschinell durchgenähten reißfesten Etikett oder einem Klebeetikett anzubringen. Er kann auch auf einem anderen Etikett und einem Einleger deutlich lesbar angebracht sein.

(2) Auf mit Giften behandeltes Saatgut findet diese Verordnung keine Anwendung, wenn es in Packungen bis zu zehn Gramm Inhalt in den Verkehr gebracht wird, sofern das Saatgut nicht mit Gift behandelt ist, das bei Lagerung giftige Gase oder Dämpfe entwickelt (zum Beispiel Quecksilbermethylchlorid).

§ 12
Gifte als Schädlingsbekämpfungs-, Pflanzenbehandlungs- und Holzschutzmittel

(1) Schädlingsbekämpfungs-, Pflanzenbehandlungs- und Holzschutzmittel mit Kennbuchstaben T müssen einen vom Genuß abschreckenden Geruch und Ge-

schmack aufweisen; ausgenommen hiervon sind solche Mittel, deren Verwendungszweck dies ausschließt (zum Beispiel Fraßgifte).

(2) Folgende giftige Schädlingsbekämpfungs-, Pflanzenbehandlungs- und Holzschutzmittel müssen deutlich, dauerhaft und so gefärbt sein, daß sie, ausgenommen wasserabstoßende Zubereitungen wie Pasten oder dergleichen, Wasser deutlich färben:

1. Antu, Chloralose, Cumarinderivate, Promurit und seine Verbindungen, sowie Mittel, die nicht insektizide, akarizide oder fungizide Phosphor- oder Phosphonsäureester oder -amide sind;

2. arsenhaltige Mittel	grün, als Holzschutzmittel auch in anderer Weise;
fluorhaltige Mittel	blau oder violett, als Holzschutzmittel auch gelb;
quecksilberhaltige Mittel	blau oder rot;
3. Giftgetreide	dunkelrot;
4. Phosphorwasserstoff entwickelnde Zubereitungen (außer technischem Zinkphosphid und Giftgetreide als Fraßgifte)	blau oder rot;
5. thalliumhaltige Mittel außer Giftgetreide	blau;

6. Saatbeiz- und Saatgutbehandlungsmittel, die Gifte im Sinne dieser Verordnung sind, müssen einen Farbstoff, ausgenommen weiß, enthalten, der das behandelte Saatgut so färbt, daß es nicht mit unbehandeltem verwechselt werden kann.

(3) Bilder und sonstige Darstellungen, ausgenommen Firmenzeichen, schematische Darstellungen für die Anwendung und Zeichen für amtliche Anerkennungen und Zulassungen, dürfen auf den Behältnissen und äußeren Umhüllungen nicht angegeben sein.

(4) Den Giften ist eine Gebrauchsanweisung beizufügen.

(5) Die unteren Verwaltungsbehörden können mit Zustimmung des Landwirtschaftsamtes solange und soweit in ihrem Bereich außerordentliche Maßnahmen

zur Bekämpfung von Pflanzenschädlingen zu treffen sind, zulassen, daß Vorschriften der §§ 7 und 9 auf Pflanzenbehandlungsmittel nicht angewendet werden.

(6) Die Regierungspräsidien können hinsichtlich der Färbung der Mittel Ausnahmen von den Vorschriften des Absatzes 2 zulassen.

§ 13
Gifte als Farben

(1) Auf Öl-, Dispersions-, Harz- oder Lackfarben in abgabefertigen Packungen, deren farbgebende Bestandteile (Pigmente) Gifte sind, finden die Vorschriften dieser Verordnung keine Anwendung, es sei denn, daß sie Arsen-, Quecksilber- oder Uranverbindungen enthalten.

(2) Absatz 1 gilt auch für Farben, die Gifte im Sinne dieser Verordnung sind, entsprechend, vorausgesetzt

1. die Farben werden in Form von gebrauchsfertigen Stiften, Pasten, Steinen oder in Tuben oder in ähnlichen Kleinverpackungen in den Verkehr gebracht;

2. auf dem einzelnen Stück und dessen Umhüllung ist die Bezeichnung der enthaltenen Gifte und entsprechend dem Kennbuchstaben der Anlage I das Wort »giftig« oder »gesundheitsschädlich« angebracht.

§ 14
Gewerbliche Schädlingsbekämpfer

Gewerbliche Schädlingsbekämpfer haben ihre Vorräte an Gift nach den Vorschriften des § 3 und, soweit die Vorräte nicht bei Ausübung ihres Gewerbes mitgeführt werden, in verschlossenen, nur ihnen und ihren Beauftragten zugänglichen Räumen aufzubewahren. Sie dürfen die Gifte nur ihren Beauftragten überlassen. Soweit Gifte bei der Ausübung des Gewerbes mitgeführt werden, sind sie vor dem Zugriff Unbefugter zu sichern.

3. ABSCHNITT
Überwachung und Ordnungswidrigkeiten

§ 15
Überwachung

(1) Den Regierungspräsidien obliegt es, die Einhaltung der Vorschriften dieser Verordnung zu überwachen. Sie beteiligen die Gesundheitsämter bei Besichtigungen der Betriebe, die mit Giften handeln.

(2) Die Regierungspräsidien haben sich davon zu überzeugen, daß die Vorschriften dieser Verordnung beachtet werden. Sie haben in der Regel alle zwei Jahre Besichtigungen vorzunehmen, erforderlichenfalls Proben zu entnehmen und amtlich untersuchen zu lassen.

(3) Die mit der Überwachung beauftragten Personen sind befugt, hierzu

1. Grundstücke, Geschäftsräume, Betriebsräume, Beförderungsmittel und zur Verhütung dringender Gefahr für die öffentliche Sicherheit und Ordnung auch Wohnräume zu den üblichen Geschäftszeiten zu betreten und zu besichtigen, in denen eine Tätigkeit nach § 2 ausgeübt wird,

2. Unterlagen über Erwerb, Lagerung, Inverkehrbringen und sonstigen Verbleib der Gifte einzusehen und hieraus Abschriften oder Ablichtungen anzufertigen,

3. von natürlichen und juristischen Personen und nicht rechtsfähigen Personenvereinigungen alle erforderlichen Auskünfte, insbesondere über die in Nummer 1 genannten Betriebsvorgänge zu verlangen,

4. vorläufige Anordnungen, auch über die Schließung des Betriebes oder der Einrichtung zu treffen, soweit es zur Verhütung dringender Gefahren für die öffentliche Sicherheit und Ordnung geboten ist.

(4) Der zur Auskunft Verpflichtete kann die Auskunft auf solche Fragen verweigern, deren Beantwortung ihn selbst oder einen seiner in § 383 Abs. 1 bis 3 der Zivilprozeßordnung bezeichneten Angehörigen der Gefahr strafrechtlicher Verfolgung oder eines Verfahrens nach dem Gesetz über Ordnungswidrigkeiten aussetzen würde.

§ 16
Probenahme

(1) Soweit es zur Durchführung der Vorschriften dieser Verordnung erforderlich ist, sind die mit der Überwachung beauftragten Personen befugt, gegen Emp-

fangsbescheinigung Proben nach ihrer Auswahl zum Zwecke der Untersuchung zu fordern oder zu entnehmen. Soweit der Hersteller oder Einführer nicht ausdrücklich darauf verzichtet, ist ein Teil der Probe oder, sofern die Probe nicht oder ohne Gefährdung des Untersuchungszwecks nicht in Teile von gleicher Qualität teilbar ist, ein zweites Stück der gleichen Art wie das als Probe entnommene zurückzulassen.

(2) Zurückzulassende Proben sind amtlich zu verschließen oder zu versiegeln. Sie sind mit dem Datum der Probenahme und dem Datum des Tages zu versehen, nach dessen Ablauf der Verschluß oder die Versiegelung als aufgehoben gelten.

(3) Für die Proben ist eine angemessene Entschädigung zu leisten, soweit nicht ausdrücklich darauf verzichtet wird.

§ 17
Duldungs- und Mitwirkungspflicht

Wer der Überwachung nach § 15 unterliegt, ist verpflichtet, die Maßnahmen nach den §§ 15 und 16 zu dulden und die in der Überwachung tätigen Personen bei der Erfüllung ihrer Aufgaben zu unterstützen, insbesondere ihnen auf Verlangen die Räume und Beförderungsmittel zu bezeichnen, Räume, Behälter und Behältnisse zu öffnen, Auskünfte zu erteilen und die Entnahme der Proben zu ermöglichen. Die gleiche Verpflichtung besteht für die Beauftragten des Betriebsinhabers (§ 6).

§ 18
Ordnungswidrigkeiten

Ordnungswidrig nach § 18 a des Polizeigesetzes handelt, wer vorsätzlich oder fahrlässig

1. entgegen § 5 Abs. 1 ohne Giftprüfung mit Gift Handel treibt oder einen solchen Betrieb leitet oder die Nachweise nach § 5 Abs. 4 und 5 nicht erbringt,

2. entgegen den Anforderungen der §§ 3 und 4 Gifte aufbewahrt,

3. die Kennzeichnungsvorschriften des § 3 Abs. 3, § 9, § 10 Abs. 2 und 3, § 11 Abs. 1 Nr. 2 und 3 und § 12 Abs. 3 bei der Aufbewahrung und Abgabe von Giften und Lösemitteln nicht befolgt,

4. im Umgang mit Giften nicht die in § 4 vorgeschriebenen Vorkehrungen trifft,

5. Gifte abgibt, ohne dazu nach § 6 Abs. 1 befugt zu sein,

6. entgegen § 6 Abs. 2 ungeeignete Personen mit der Giftabgabe beauftragt oder beauftragte Personen nicht mindestens jährlich belehrt,

7. das Giftbuch nicht oder nicht nach den Anforderungen des § 7 Abs. 4 führt oder dieses entgegen § 7 Abs. 5 nicht ordnungsgemäß aufbewahrt,

8. Gifte entgegen § 7 Abs. 1 an Personen abgibt,

   a) die ihm nicht bekannt sind oder

   b) von denen nicht zu erwarten ist, daß sie das Gift nur in erlaubter Weise verwenden werden oder

   c) ohne den erforderlichen Erlaubnisschein oder

   d) welche das in § 7 Abs. 6 vorgeschriebene Alter noch nicht erreicht haben,

9. entgegen § 7 Abs. 3 Gifte ohne die erforderlichen Giftempfangsscheine abgibt oder diese entgegen § 7 Abs. 5 nicht ordnungsgemäß aufbewahrt,

10. Gifte nicht in Behältnissen, die die Anforderungen des § 8 Abs. 2 und 3 erfüllen oder in nach § 8 Abs. 1 verbotenen Behältnissen abgibt,

11. entgegen § 12 Abs. 4 Schädlingsbekämpfungs- und Holzschutzmittel ohne Gebrauchsanleitung abgibt,

12. entgegen § 12 Abs. 1 und 2 Schädlingsbekämpfungs-, Holzschutz-, Saatgutbeiz- oder Saatgutbehandlungsmittel abgibt, von denen anzunehmen ist, daß sie nicht den Vorschriften über die Färbung entsprechen,

13. entgegen § 17 die mit der Überwachung beauftragten Personen bei der Ausübung ihrer Befugnisse nicht unterstützt.

§ 19
Übergangsvorschrift

§ 20

Inkrafttreten

(1) Diese Verordnung tritt am Tage nach der Verkündigung in Kraft.

(2) Gleichzeitig treten außer Kraft:

1. Polizeiverordnung des Innenministeriums über den Verkehr mit Giften (Giftverordnung) vom 28. März 1957 (GBl. S. 39).

2. Polizeiverordnung des Innenministeriums über den Handel mit giftigen Pflanzenschutzmitteln (Pflanzenschutzmittelverordnung) vom 13. Juli 1960 (GBl. S. 134).

STUTTGART, den 25. Juli 1980 SCHLEE

Beispiel für Anlage I (Giftverzeichnis)

Lfd. Nr.	Bezeichnung	Nr. gemäß EG-Richtlinie	Kennbuchstabe für Gefahrensymbol	Hinweis auf besondere Gefahren (R-Sätze)	Sicherheitsratschläge (S-Sätze)
1	2	3	4	5	6
a 44	**Anilin**	612-008-00-7	T	23/24/25-33	28-36/37-44
a 45	**Anilin-Salze**	612-009-00-2	T	23/24/25-33	28-36/37-44
a 46	**Antimonpentachlorid**	051-002-00-3	C	34-37	26
a 47	**Antimontrichlorid**	051-001-00-8	C	34-37	26
a 48	**antu,** 1-Naphthyl-thioharnstoff	006-008-00-0	T	26/27/28-39	1-13-45
a 49	**Arsen**	033-001-00-X	T	23/25	1/2-20/21-28-44
a 50	**Arsen-Verbindungen,** soweit nicht aufgeführt	033-002-00-5	T	23/25	1/2-20/21-28-44
a 51	**Salz der arsenigen Säure,** Arsenite	033-004-00-6	T	23/25-39	1/2-20/21-28-45
a 52	**Arsenpentoxid**	033-005-00-1	T	23/25-39	1/2-20/21-28-45
a 53	**Arsensäure**	033-006-00-7	T	23/25-39	1/2-20/21-28-45
a 54	**Salze der Arsensäure,** Arsenate	033-007-00-2	T	23/25-39	1/2-20/21-28-45
a 55	**Arsentrioxid**	033-003-00-0	T	23/25-39	1/2-20/21-28-45
a 56	**Atropin,** DL-Trophyl-tropat.	614-010-00-3	T	26/28	1-25-45
a 57	**Atropin-Salze**	614-011-00-9	T	26/28	1-25-45
a 58	**Atropin-Verbindungen**		T	26/28	1-25-45
a 59	**Azobenzol**	611-001-00-6	Xn	20/22	28
a 60	**Azoxybenzol**	611-002-00-1	Xn	20/22	28

Stoffklasse bei Lösemitteln	Zubereitungen	Kennbuchstaben für Gefahrensymbol bei Gehaltsbegrenzungen	Hinweis auf besondere Gefahren (R-Sätze) bei Gehaltsbegrenzungen	Sicherheitsratschläge (S-Sätze) bei Gehaltsbegrenzungen	Ausnahmen, Freistellungen und Bemerkungen
7	8	9	10	11	12
I a	+	Xn ≦ 1 %			freigestellt: ≦ 0,2 %
	+				
	+	Xn ≦ 30 %	20/21/22	2-13	
	+	Xn ≦ 0,1 % bezogen auf Arsengehalt			freigestellt: ≦ 0,01 % bezogen auf Arsengehalt
	+	Xn ≦ 0,1 % bezogen auf Arsengehalt			freigestellt: ≦ 0,01 % bezogen auf Arsengehalt
	+				
	+				
	+				
	+				
	+	Xn ≦ 0,1 % bezogen auf Arsengehalt			freigestellt: ≦ 0,01 % bezogen auf Arsengehalt
	+				
	+				
	+				

Anlage II
(zu § 3 Absatz 3)

Gefahrensymbole und Gefahrenbezeichnungen

(Schwarzer Aufdruck auf orangegelbem Grund)

T

Giftig

C

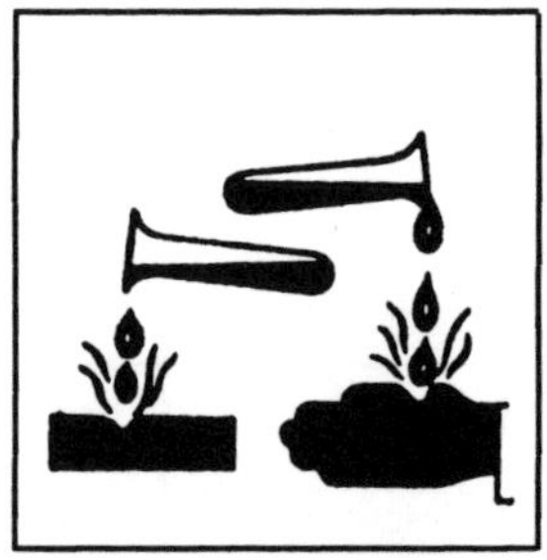

Ätzend

Xn

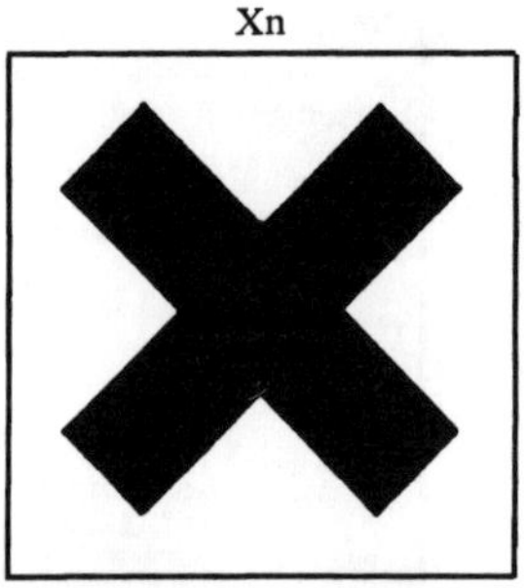

Gesundheitsschädlich

Xi

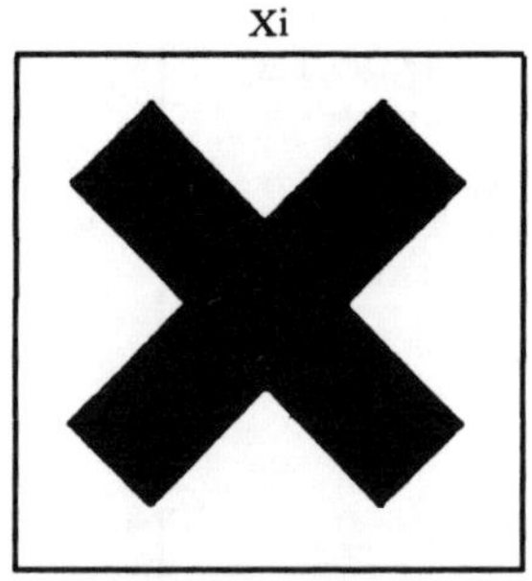

Reizend

Anlage III a
(zu § 7 Absatz 1 Satz 1 Nummer 3)

Bezeichnungen der besonderen Gefahren (R-Sätze)

R 14	Reagiert heftig mit Wasser in Verbindung mit C und Xi
R 20	Gesundheitsschädlich beim Einatmen.
R 21	Gesundheitsschädlich bei Berührung mit der Haut.
R 22	Gesundheitsschädlich beim Verschlucken.
R 23	Giftig beim Einatmen.

R 24	Giftig bei Berührung mit der Haut.
R 25	Giftig beim Verschlucken.
R 26	Sehr giftig beim Einatmen.
R 27	Sehr giftig bei Berührung mit der Haut.
R 28	Sehr giftig beim Verschlucken.
R 29	Entwickelt bei Berührung mit Wasser giftige Gase.
R 31	Entwickelt bei Berührung mit Säure giftige Gase.
R 32	Entwickelt bei Berührung mit Säure hochgiftige Gase.
R 33	Gefahr kumulativer Wirkungen.
R 34	Verursacht Verätzungen.
R 35	Verursacht schwere Verätzungen.
R 36	Reizt die Augen.
R 37	Reizt die Atmungsorgane.
R 38	Reizt die Haut.
R 39	Ernste Gefahr irreversibler Schäden
R 40	Irreversibler Schäden möglich.
R 100	Großflächige Verwendung in Innenräumen kann zu Gesundheitsschäden führen.

Anlage III b
(zu § 7 Absatz 1 Satz 1 Nummer 3)

Kombination der R-Sätze

R 20/21	Gesundheitsschädlich beim Einatmen und bei Berührung mit der Haut.
R 21/22	Gesundheitsschädlich bei Berührung mit der Haut und beim Verschlucken.
R 20/22	Gesundheitsschädlich beim Einatmen und Verschlucken.
R 20/21/22	Gesundheitsschädlich beim Einatmen. Verschlucken und bei Berührung mit der Haut.
R 23/24	Giftig beim Einatmen und bei Berührung mit der Haut.
R 24/25	Giftig bei Berührung mit der Haut und beim Verschlucken.

R 23/25	Giftig beim Einatmen und Verschlucken.
R 23/24/25	Giftig beim Einatmen, Verschlucken und Berührung mit der Haut.
R 26/27	Sehr giftig beim Einatmen und bei Berührung mit der Haut.
R 27/28	Sehr giftig bei Berührung mit der Haut und beim Verschlucken.
R 26/28	Sehr giftig beim Einatmen und Verschlucken.
R 26/27/28	Sehr giftig beim Einatmen, Verschlucken und bei Berührung mit der Haut.
R 36/37	Reizt die Augen und die Atmungsorgane.
R 37/38	Reizt die Atmungsorgane und die Haut.
R 36/38	Reizt die Augen und die Haut.
R 36/37/38	Reizt die Augen, Atmungsorgane und die Haut.

Anlage IV a
(zu § 7 Absatz 1 Satz 1 Nummer 4)

Sicherheitsratschläge (S-Sätze)

S 1	Unter Verschluß aufbewahren.
S 2	Darf nicht in die Hände von Kindern gelangen.
S 3	Kühl aufbewahren.
S 4	Von Wohnplätzen fernhalten.
S 5	Unter . . . aufbewahren. (Geeignete Flüssigkeit vom Hersteller anzugeben).
S 6	Unter . . . aufbewahren. (Inertes Gas vom Hersteller anzugeben).
S 7	Behälter dicht geschlossen halten.
S 8	Behälter trocken halten.
S 9	Behälter an einem gut gelüfteten Ort aufbewahren.
S 13	Von Nahrungsmitteln, Getränken und Futtermitteln fernhalten.
S 14	Von . . . fernhalten. (Inkompatible Substanzen sind vom Hersteller anzugeben).
S 15	Vor Hitze schützen.
S 18	Behälter mit Vorsicht öffnen und handhaben.
S 20	Bei der Arbeit nicht essen und trinken.

S 21 Bei der Arbeit nicht rauchen.

S 22 Staub nicht einatmen.

S 23 Gas/Rauch/Dampf/Aerosol nicht einatmen.

S 24 Berührung mit der Haut vermeiden.

S 25 Berührung mit den Augen vermeiden.

S 26 Spritzer in die Augen gründlich mit Wasser abspülen und Arzt konsultieren.

S 27 Beschmutzte/getränkte Kleidung sofort ausziehen.

S 28 Bei Berührung mit der Haut sofort abwaschen mit viel . . . (Vom Hersteller anzuanzugeben).

S 30 Niemals Wasser hinzugießen.

S 36 Bei der Arbeit geeignete Schutzkleidung tragen.

S 37 Geeignete Schutzhandschuhe tragen.

S 38 Bei unzureichender Belüftung Atemschutzgerät anlegen.

S 39 Schutzbrille/Gesichtsschutz tragen.

S 40 Fußboden und verunreinigte Gegenstände mit . . . reinigen. (Material vom Hersteller anzugeben).

S 42 Bei Räuchern/Versprühen geeignetes Atemschutzgerät anlegen.

S 44 Bei Unwohlsein ärztlichen Rat einholen. (Wenn möglich, dieses Etikett vorzeigen).

S 45 Bei Unfall oder Unwohlsein sofort Arzt zuziehen. (Wenn möglich, dieses Etikett vorzeigen).

S 100 Nur nach Gebrauchsanweisung! Mißbrauch verursacht Gesundheitsschäden!

S 101 Nicht in Innenräumen verwenden, die zum Aufenthalt von Menschen bestimmt sind.

Anlage IV b
(zu § 7 Absatz 1 Satz 1 Nummer 4)

Kombination der S-Sätze

S 1/2 Unter Verschluß und für Kinder unzugänglich aufbewahren.

S 3/9 Behälter an einem kühlen, gut gelüfteten Ort aufbewahren.

S 7/9 Behälter dicht geschlossen an einem gut gelüfteten Ort aufbewahren.

S 3/7/9	Behälter dicht geschlossen an einem kühlen, gut gelüfteten Ort aufbewahren.
S 7/8	Behälter trocken und dicht geschlossen halten.
S 20/21	Bei der Arbeit nicht essen, trinken, rauchen.
S 24/25	Berührung mit den Augen und der Haut vermeiden.
S 36/37	Bei der Arbeit geeignete Schutzhandschuhe und Schutzkleidung tragen.
S 36/39	Bei der Arbeit geeignete Schutzkleidung und Schutzbrille/Gesichtsschutz tragen.
S 37/39	Bei der Arbeit geeignete Schutzhandschuhe und Schutzbrille/Gesichtsschutz tragen.
S 36/37/39	Bei der Arbeit geeignete Schutzkleidung, Schutzhandschuhe und Schutzbrille/ Gesichtsschutz tragen.

Anlage V
(zu § 5 Absatz 2)

. . . .
Ausstellende Behörde

Gifterlaubnisschein Nr. . . . .

zum Erwerb von Gift

. . . .
(Name, Anschrift)

wird die Erlaubnis zum Erwerb von

. . . .
(Menge, Bezeichnung des Gifts)

zu folgendem Zweck . . . .

. . . .
erteilt.

Diese Erlaubnis – erlischt 14 Tage nach der Ausstellung – gilt bis zum . . . .

Sie macht eine schriftliche Bestätigung über den Empfang des Gifts nicht entbehrlich.

(Stempel)

. . . .
(Unterschrift)

Anlage VI
(zu § 5 Absatz 3)

Nr. . . . .
(Nr. des Giftbuches)

Giftempfangsschein

Ich bestätige von

. . . .
(Name und Anschrift des Abgebenden)

. . . .
(Menge und Bezeichnung des Gifts)

für folgenden Zweck:

. . . .
erhalten zu haben.

Mit der Abholung des Gifts habe ich

. . . .
(Name und Anschrift des Beauftragten)

beauftragt.

Ich werde das Gift nur zum angegebenen Zweck verwenden und dafür sorgen, daß es nicht in den Besitz von Unbefugten gelangt.

. . . .
(Ort, Datum, Name, Vorname, Anschrift)

. . . .
(Unterschrift)

Das oben genannte Gift werde ich dem Erwerber unverzüglich abliefern.

. . . .
(Ort, Datum, Name, Vorname, Anschrift)

. . . .
(Unterschrift)

Anlage VII
(zu § 5 Absatz 4)

Giftbuch
für Gifte mit Kennbuchstaben „T"

Lfd. Nr.	Erlaubnisschein			Gift			Erwerber		Beauftragter		Name des Abgebenden	
	Behörde	Nr. des Scheines	Tag der Abgabe	Bezeichnung	Menge	Verwendungszweck	Name	Anschrift	Name	Anschrift		Unterschrift des Empfängers

Gefahrensymbole und Gefahrenbezeichnungen

Schwarzer Aufdruck auf orangegelbem Grund

E

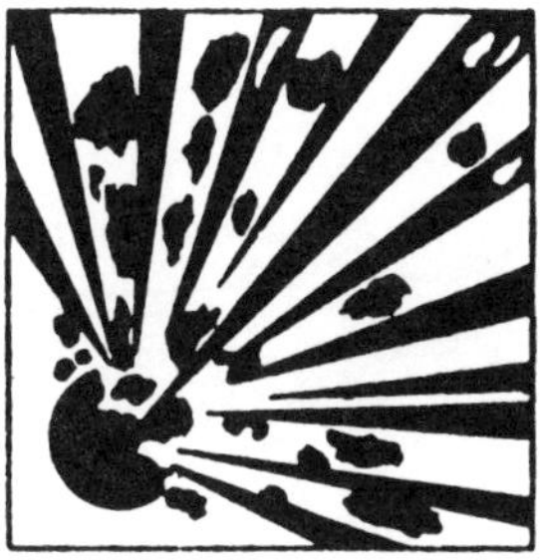

Explosionsgefährlich

O

Brandfördernd

F

Leicht entzündlich

T

Giftig

C

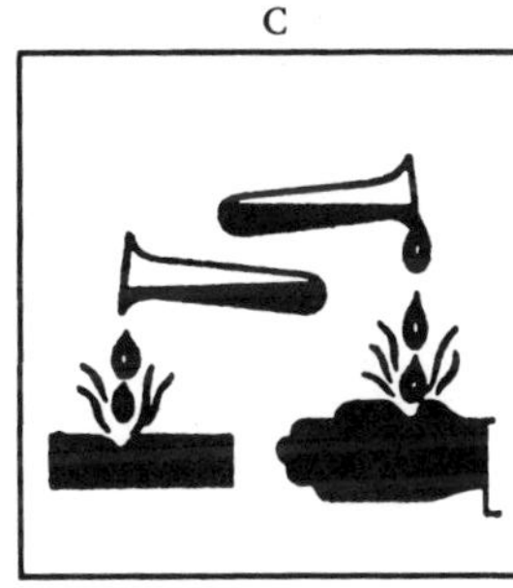

Ätzend

Xn

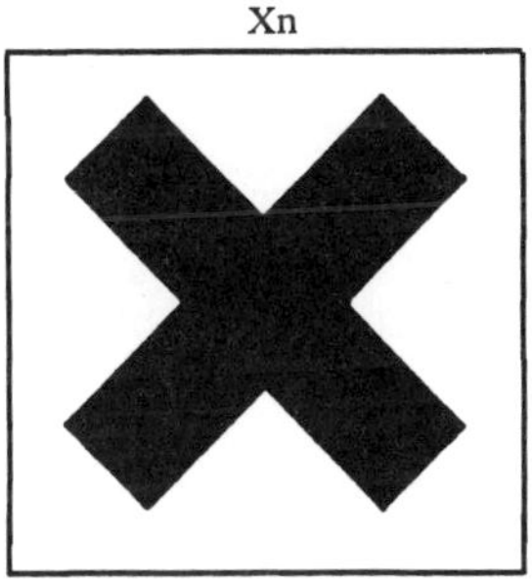

Gesundheitsschädlich

Xl

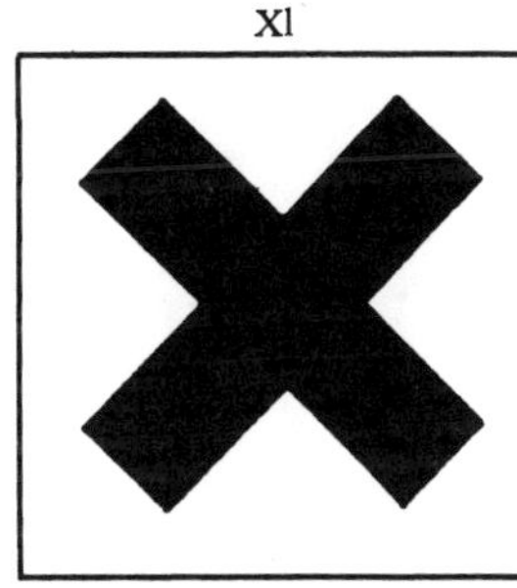

Reizend

Index